DVD3分から始める

症状別

はじめての自力整体

矢上 裕
Yu Yagami

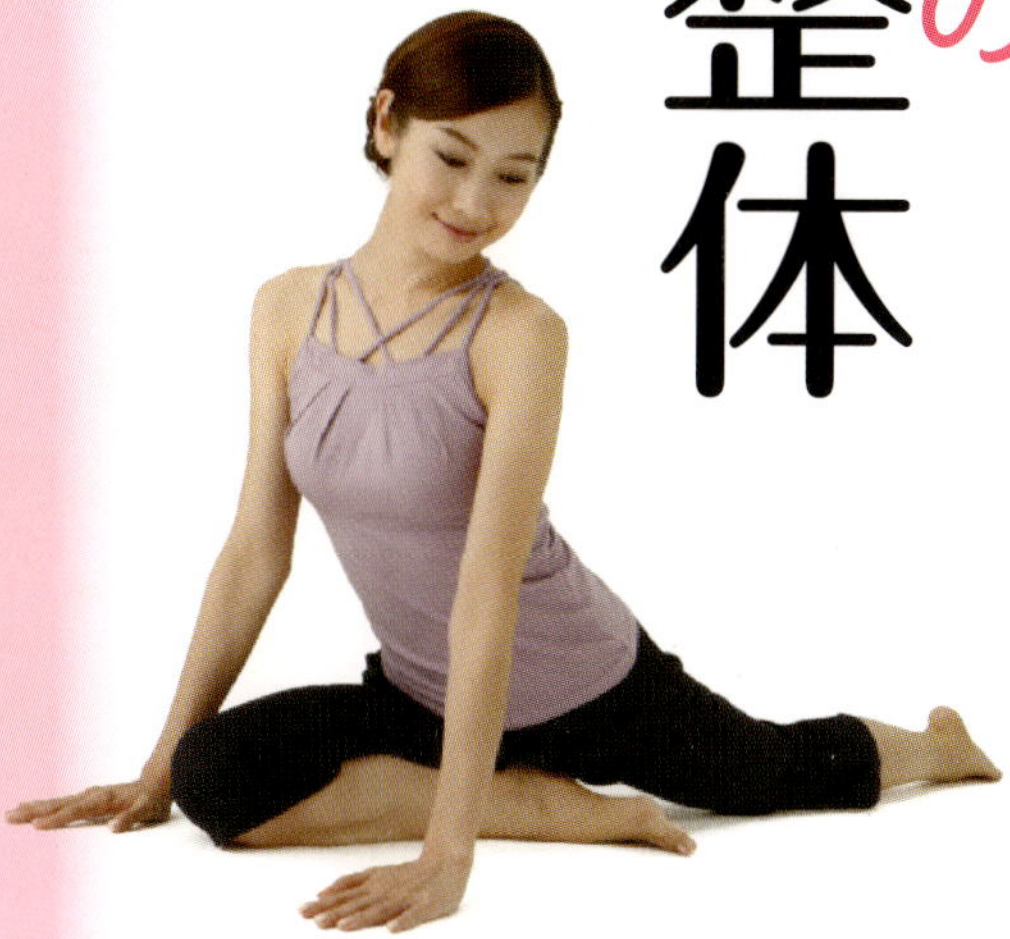

出版社

【はじめに】

自力整体で、健康と美しいカラダを手に入れましょう

仕事や家事の後、ちょっとひと息ついたときに「肩が凝ったな〜」と感じる。電車に乗っているときに「腰が痛くて立っているのがキツイ……」と感じる。——そんな〝ツライ思い〟をしたことはありませんか。

または、「お腹が張って苦しい……」と便秘に苦しんだり、「冬は手袋が必須。夏場でさえ靴下が欠かせない」と冷え症に悩まされていませんか。

あなたをはじめ、多くの方は、忙しい毎日を送っています。〝しなければならない〟仕事や家事のため、カラダにむち打って気力を奮い起こしたり、睡眠時間を削ったりして頑張っています。

若いころは、多少ムリをした生活を送っていても、なんとかなるでしょう。でも、年を重ねるとともに、少しずつカラダに不調が訪れ、「ダルさ、こり、冷え、むくみ」といった症状が出てきます。そして、これらの症状を放っておくと「痛み」になり、「病」に発展してしまうケースさえあります。

自力整体は、このようなムリな生活を繰り返しているうちに起こった、カラダの

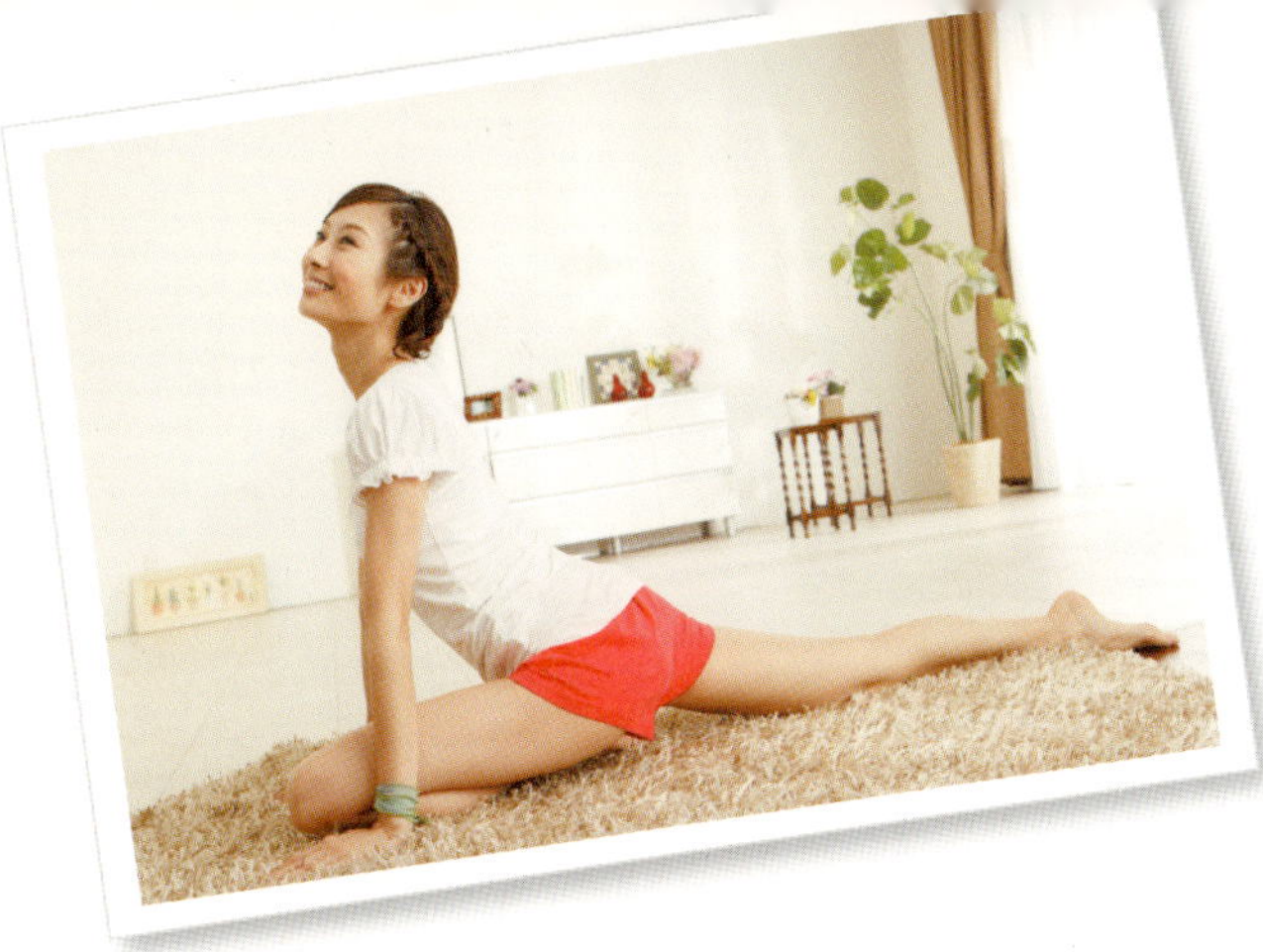

不調に効きます。慢性的な不調や痛みの解消にバツグンの効果を発揮します。
それは、毎週のように自力整体を行っている多くの方が証明してくれています。
現在、自力整体の教室に通われている生徒さんは、1万人弱。本に付属している DVDなどを使って、ご自分で自力整体をしている方を含めれば、少なくとも1万人以上の方が、毎週のように自力整体で、自分のカラダをほぐしているでしょう。
それは、ツライ肩こりや腰痛、苦しい便秘、冷たい手足、キツイ生理……といったモノに効くからです。だからこそ、ここまで多くの方が毎週のように自力整体をしているのでしょう。

また、自力整体は、美しいプロポーション作りにも効果があります。
「猫背を治して、キレイな姿勢になりたい！」「バストの形をよくしたい！」「短めのスカートやショートパンツ、細めのパンツを履きたい！」「ベルトの上に乗っかっているお肉をどうにかしたい！」――こんな悩みをお持ちの方からも、「よくなりました」という声をたくさんいただいています。

あなたも、この本で自力整体を体験し、健康で美しいカラダを手に入れましょう。

矢上 裕

本とDVDで効果倍増!

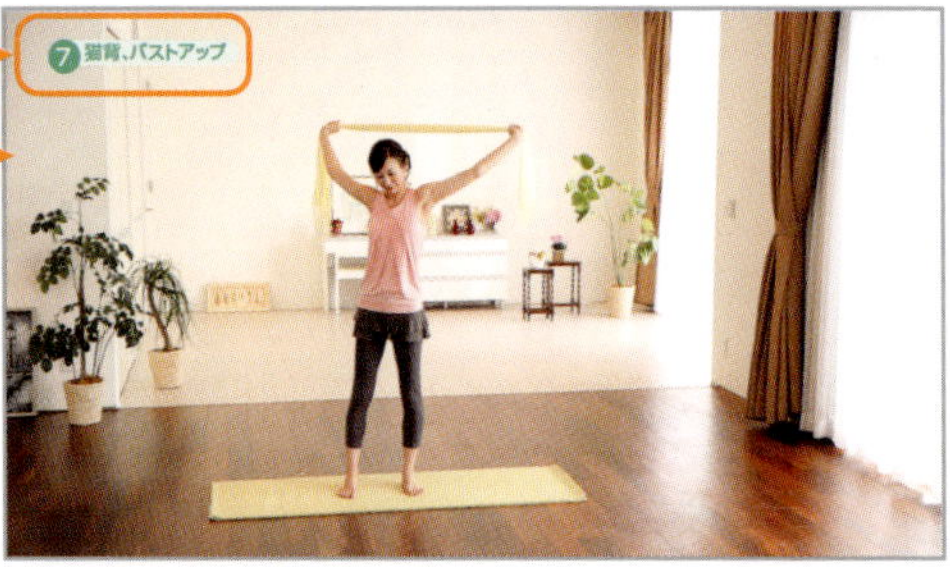

7 猫背、バストアップ

「1　肩こり、首のこり」「2　腰痛、座骨神経痛」などの実技が、それぞれ見られます

◉メニュー画面

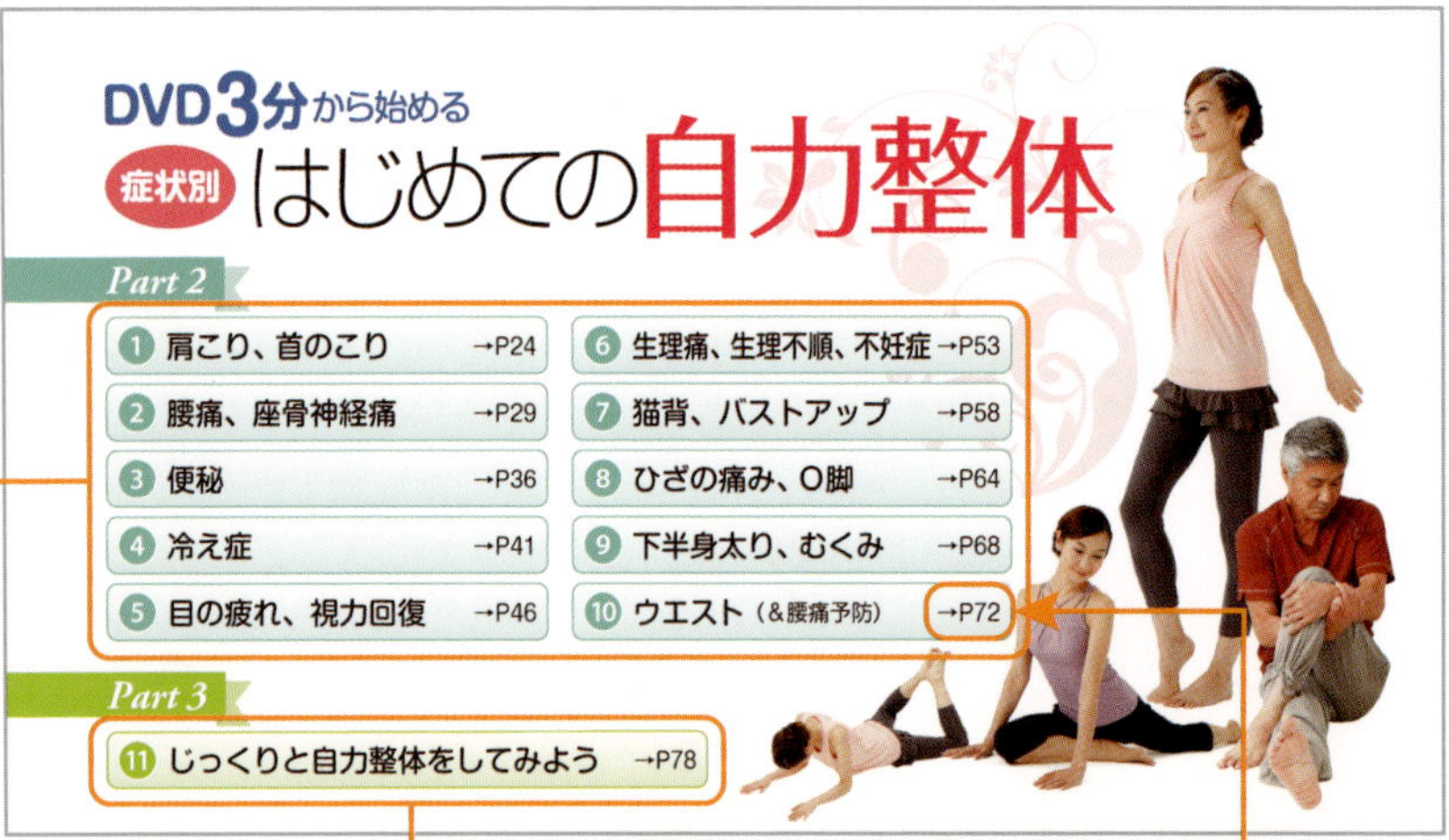

DVD3分から始める
症状別 はじめての自力整体
Part 2
1 肩こり、首のこり →P24
2 腰痛、座骨神経痛 →P29
3 便秘 →P36
4 冷え症 →P41
5 目の疲れ、視力回復 →P46
6 生理痛、生理不順、不妊症 →P53
7 猫背、バストアップ →P58
8 ひざの痛み、O脚 →P64
9 下半身太り、むくみ →P68
10 ウエスト（&腰痛予防） →P72
Part 3
11 じっくりと自力整体をしてみよう →P78

「Part 3　じっくりと自力整体をしてみよう」のすべての実技（P78〜P93）が見られます

本の参照ページです

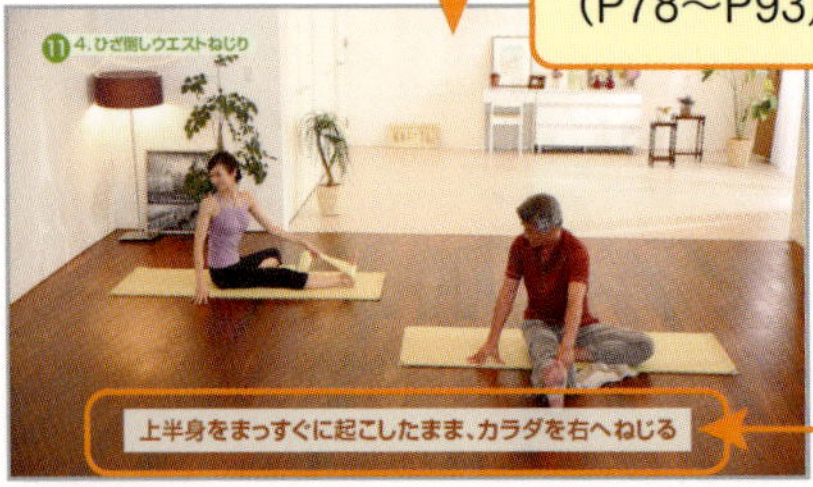

11 4. ひざ倒しウエストねじり
上半身をまっすぐに起こしたまま、カラダを右へねじる

◎テロップ
- 実技を行うときのポイント
- 硬→カラダが「硬い人」向け
- 柔→カラダが「柔らかい人」向け

この本の「Part 2　カラダの不調、プロポーションに効く自力整体」と「Part 3　じっくりと自力整体をしてみよう」で紹介している、自力整体の実技は付属のDVDに収録されています。
本とDVDを両方見ることで、理解が深まり、効果がアップします。

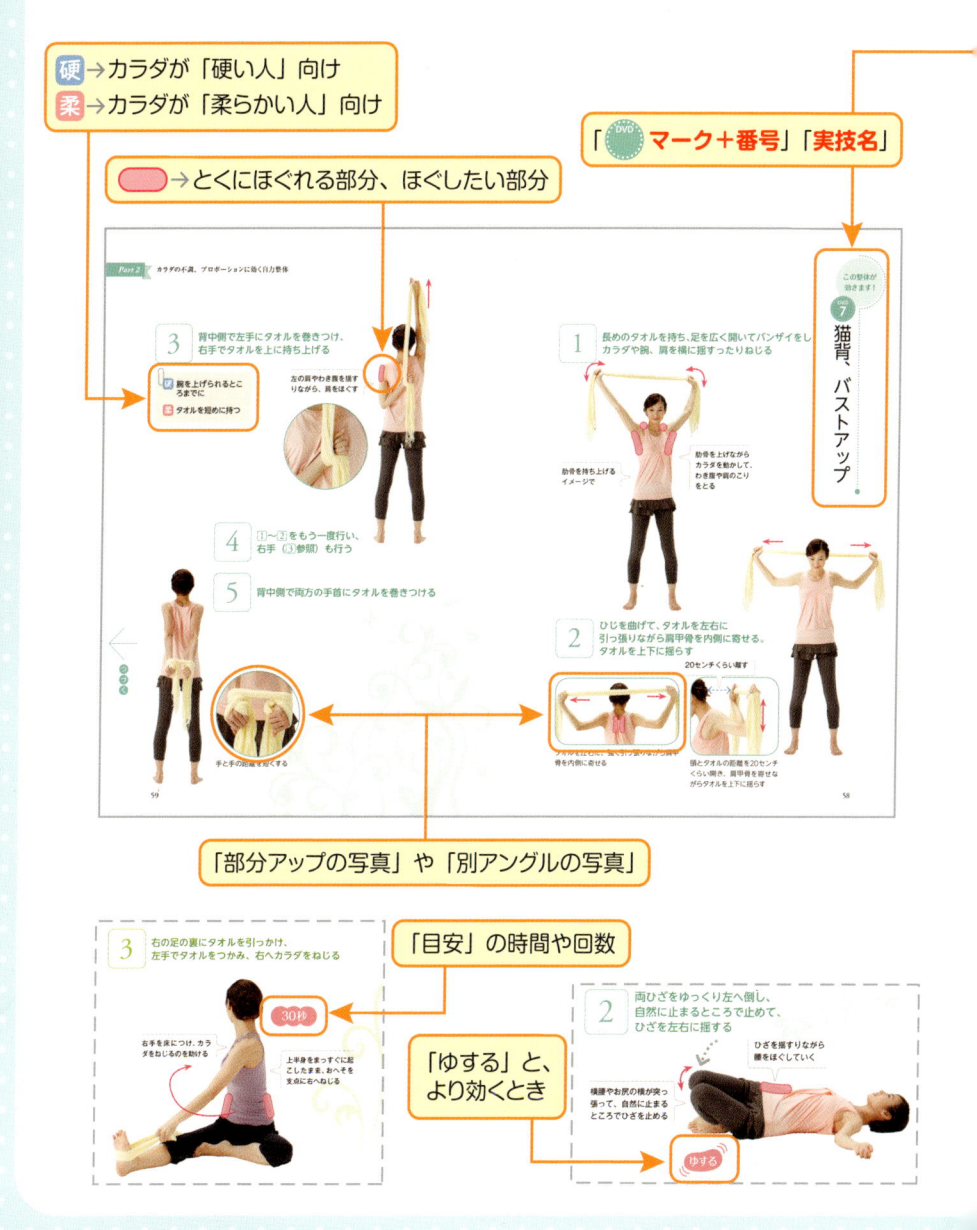

硬→カラダが「硬い人」向け
柔→カラダが「柔らかい人」向け

「DVD マーク＋番号」「実技名」

→とくにほぐれる部分、ほぐしたい部分

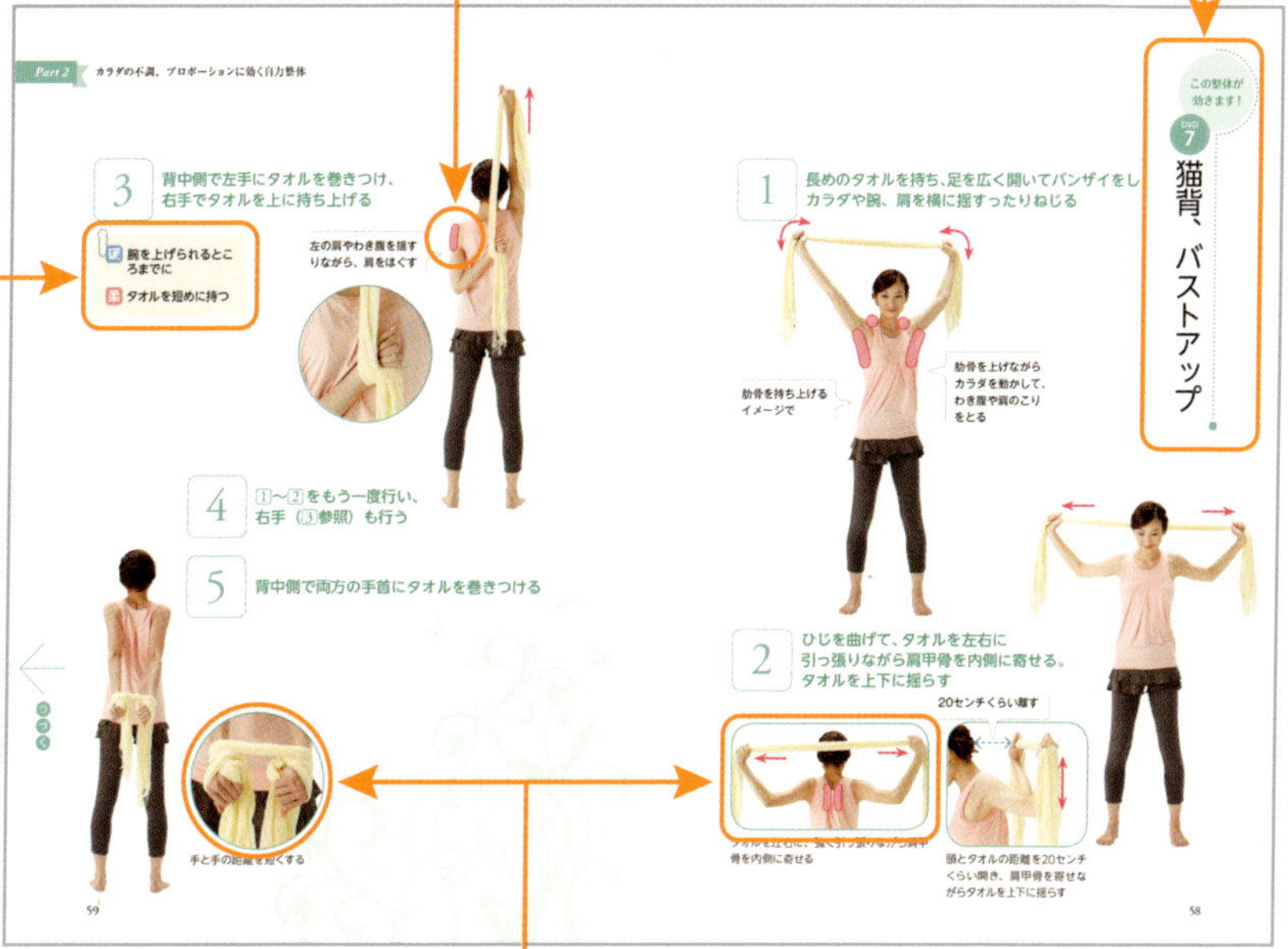

「部分アップの写真」や「別アングルの写真」

「目安」の時間や回数

「ゆする」と、より効くとき

Contents

Part 1
自力整体ってどんなもの？

Part 2
カラダの不調、プロポーションに効く自力整体

Part 3

じっくりと自力整体をしてみよう

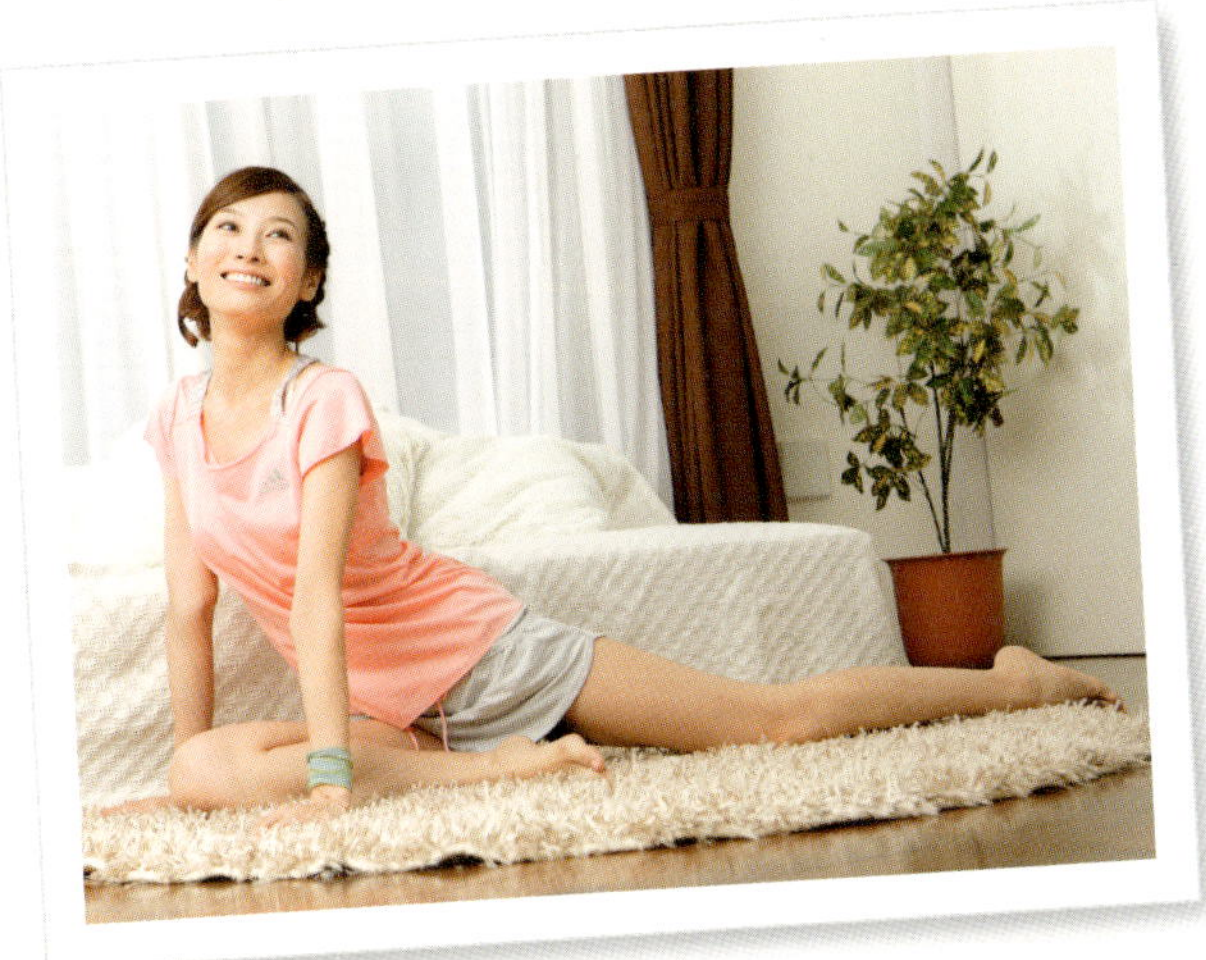

Contents

書籍制作
デザイン・DTP：田中 由美
DVDレーベルデザイン：panix
イラスト：毛利 みき
モデル：下枝 愛［㈱サトルジャパン］
写真撮影：畠中 俊洋［㈲ケイフォトサービス］
ヘア＆メイク：梶田 キョウコ［レサンクサンス］
編集協力：㈲クラップス

DVD制作
モデル：矢上 裕、下枝 愛［㈱サトルジャパン］
撮影：㈱マリポーサ カンパニー
ヘア＆メイク：梶田 キョウコ［レサンクサンス］
選曲・MA：協映
メニューデザイン：田中 由美
骨イラスト：伊藤 淳子
オーサリング：㈱東京エーヴィセンター
制作協力：㈲ BLACKOUT、㈲クラップス

Part 1

自力整体ってどんなもの？

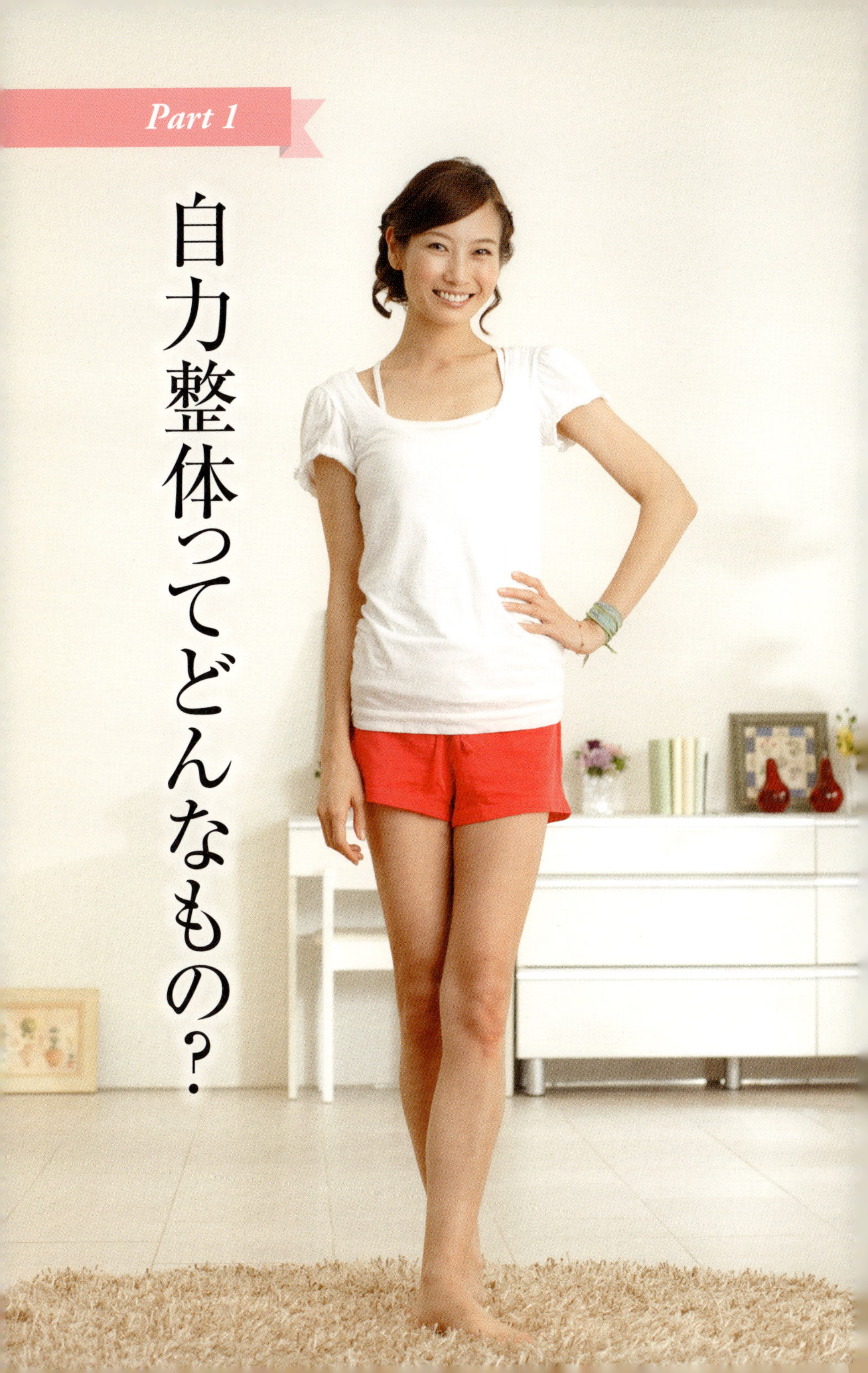

健康とプロポーションの敵は流れの悪さ

〝流れ〟をよくして健康でキレイに

ムリが、カラダを不調にします

仕事や家事など、しなければいけないことに追われる毎日。じっくりと、カラダを休めることなんて、なかなかできませんよね。忙しさからくるストレスを紛らわすため、夜更かしをして睡眠時間を削ってしまうこともあるでしょう。

でも、カラダにムリをさせる生活を送っていると、〝不調〟が訪れ「ダルさ、こり、冷え、むくみ」といった症状が出てきます。

そして、これらの症状を放っておくと〝痛み〟になり〝病〟に発展してしまうケースさえあります。

不調の原因は〝流れ〟

カラダが不調になる原因は、〝流れ〟にあります。

カラダは血液から栄養を取り入れ、その栄養を使って働いた後は、老廃物を作り出します。

そして、老廃物は、血管やリンパ管を通って排泄されていきます。

でも、作られた老廃物よりも、血管やリンパ管で流し出される老廃物のほうが少ないと、老廃物が溜まって、こりや冷えになります。

たとえば、一日中、歩き回った日の夜は、脚にこり、むくみができます。筋肉がたくさん働くと、その分、老廃物を多く作り出すため、老廃物が流しきれなくなって、それがこり、むくみ、冷えなどとなるのです。

そして、さらに老廃物を溜めてしまうと、その部分に痛みが出てしまいます。

ぜい肉がついて太くなるのも、流れが悪いから。ぜい肉という老廃物が、流れていかないで溜まるから、その部分が太くなるのです。

自覚がなくても筋肉は疲れます

筋肉は、意識していなくても働き過ぎていることがあります。

たとえば、脚を組んでいるケース。これは、どちらかの脚の筋肉が引っ張られている状態。負担としては小さくても、ずっとカラダをねじった体勢でいるうちに筋肉は働き過ぎて、乳酸などの老廃物をたくさん作り、こりや痛みという症状になるのです。

流れていく老廃物の量のほうが多ければ、こり、冷え、むくみなどの不調や痛みがなくなります。ぜい肉も流れていきます。

つまり、流れをよくすれば、健康やキレイが手に入るのです。

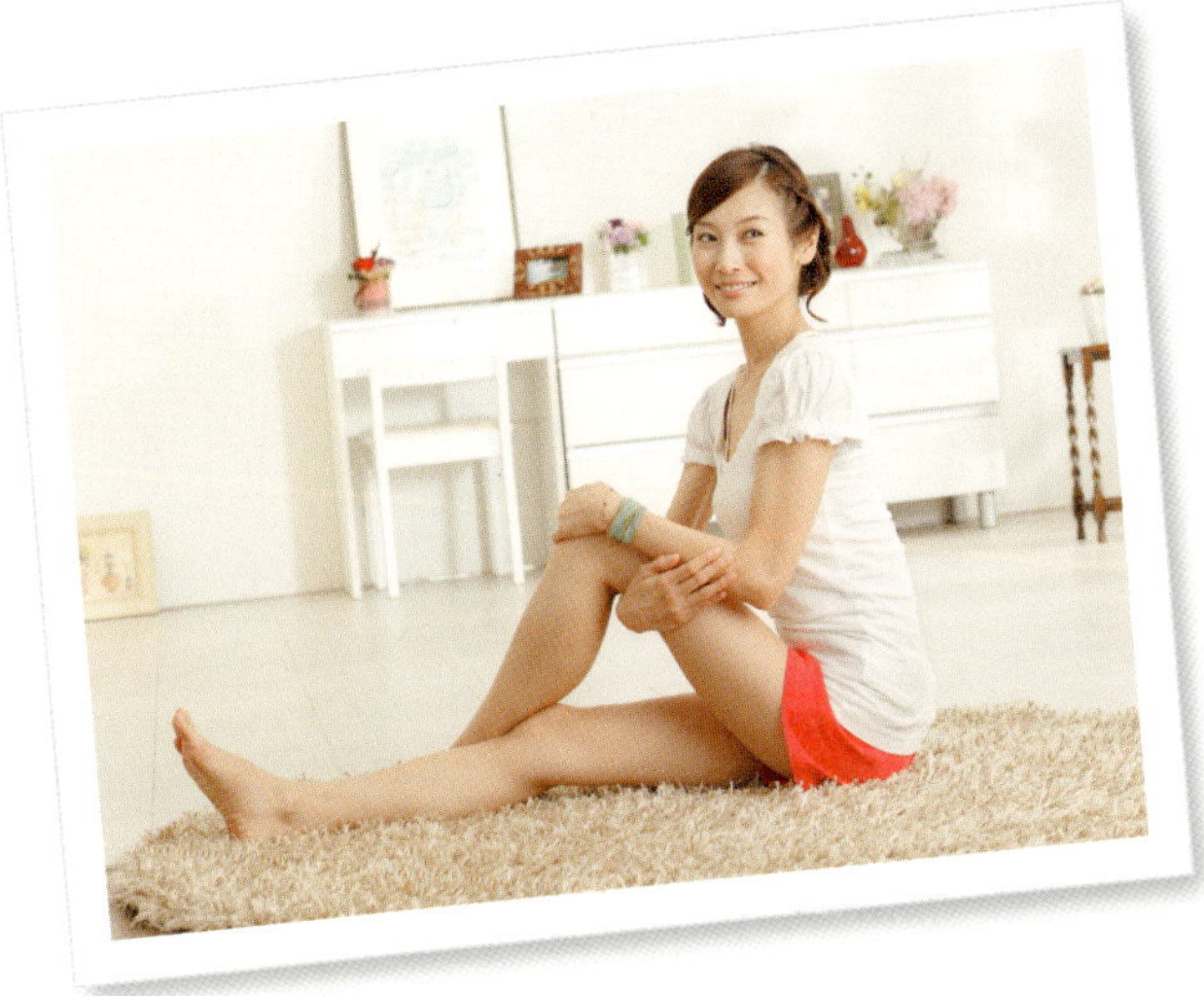

カラダに必要のない老廃物を流して、排泄する

ほぐして流すのが自力整体

ポイントは、ほぐしとすき間広げ

カラダの〝流れ〟をよくする効果が高いのは「ほぐす」ことです。

凝っているところや、冷えているところは、血管やリンパ管が詰まって老廃物が溜まっている部分。そこをマッサージして、流してあげれば、こりなどの老廃物は流れていきます。

流れ出した老廃物は、膀胱や大腸に運ばれ、尿や便として、カラダの外に排泄されます。

でも、せっかく流した老廃物を、途中でジャマするところがあります。〝関節〟です。

関節のすき間が狭く詰まっていると、老廃物を膀胱や大腸に送ろうとしても、その部分でせき止められてしまいます。

狭くなっている「関節のすき間を広げ」て、せき止めている部分の流れをスムーズにすることも、老廃物の排泄には大切なのです。

自力整体は〝流れ〟をよくします

自力整体は、カラダを動かしたり、圧迫しながら自分自身でマッサージをして、血管やリンパ管の詰まりをとります。

また、関節を伸ばして、すき間を広げます。

凝っているところや、詰まっているところをほぐして流すのが自力整体です。

自力整体

こりをほぐす

血管やリンパ管の詰まりをとる

関節を広げる

流れが滞りやすい関節のすき間を広げる

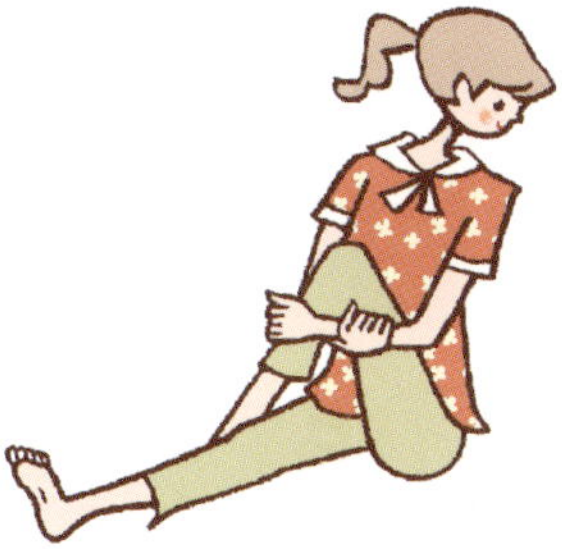

↓

老廃物の回収

溜まっていた老廃物（乳酸、むくみ、ぜい肉など）が流れはじめ、膀胱や大腸に老廃物が集まってくる

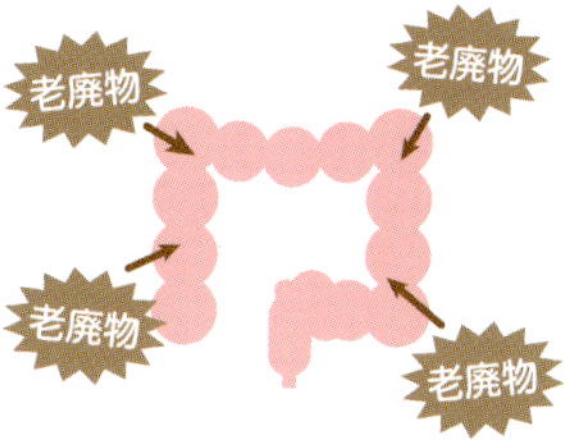

↓

排泄

便や尿、汗、生理などによって、老廃物を排泄する

↓

健康！キレイ！

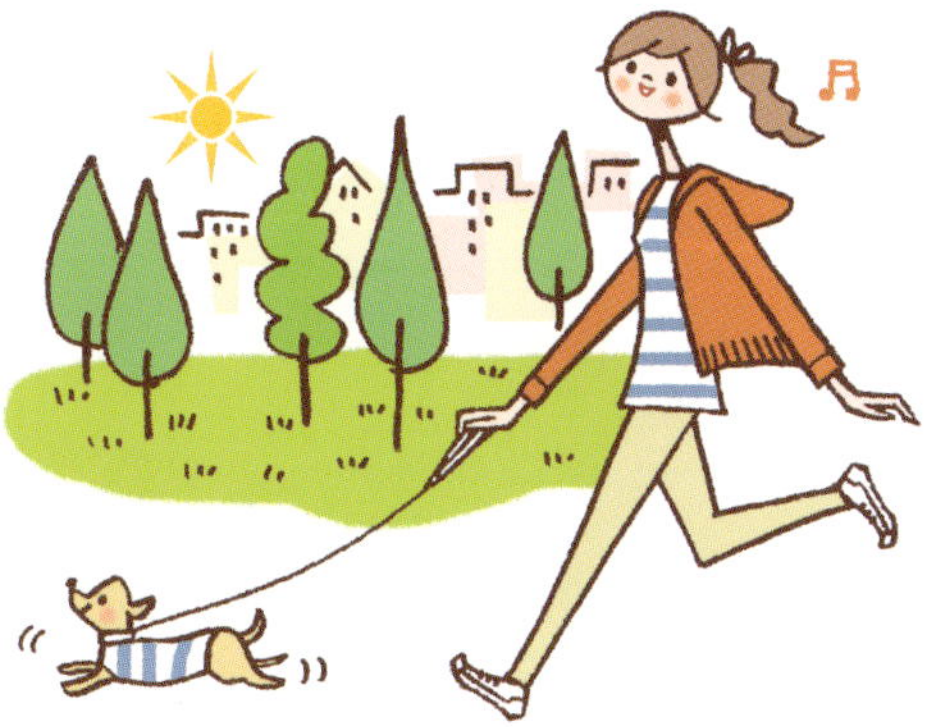

自力整体は東洋医学がベース

ツボや経絡を刺激して流す

ツボや経絡も刺激します

東洋医学では、「経絡」というモノが全身を巡っていると考えられています。

そして、この経絡には「気」というモノが流れていて、その流れをスムーズにすれば、血液やリンパ液などのカラダの水分もスムーズに流れ、元気なカラダになるとされています。

経絡には詰まりやすい部分があり、そこが「ツボ」と呼ばれています。ツボを刺激すると、経絡の詰まりがとれて流れ、健康なカラダに戻るという考え方です。

刺激の手法にはいろいろあり、たとえば指で押したり、お灸を据えたり、針を刺したり。すべて、ツボを刺激することで、経絡を流そうとしています。

自力整体もベースは東洋医学

自力整体も考え方は同じです。経絡やツボを押したり、伸ばして「気」を流し、それによって、元気なカラダを取り戻そうとしています。

自分の体重を上手に使ってツボを刺激する実技はその代表です。

また、経絡は関節で滞りやすいので、肩や腰など、さまざまな関節を伸ばすことによって、そのすき間も広げて、流れをよくしています。

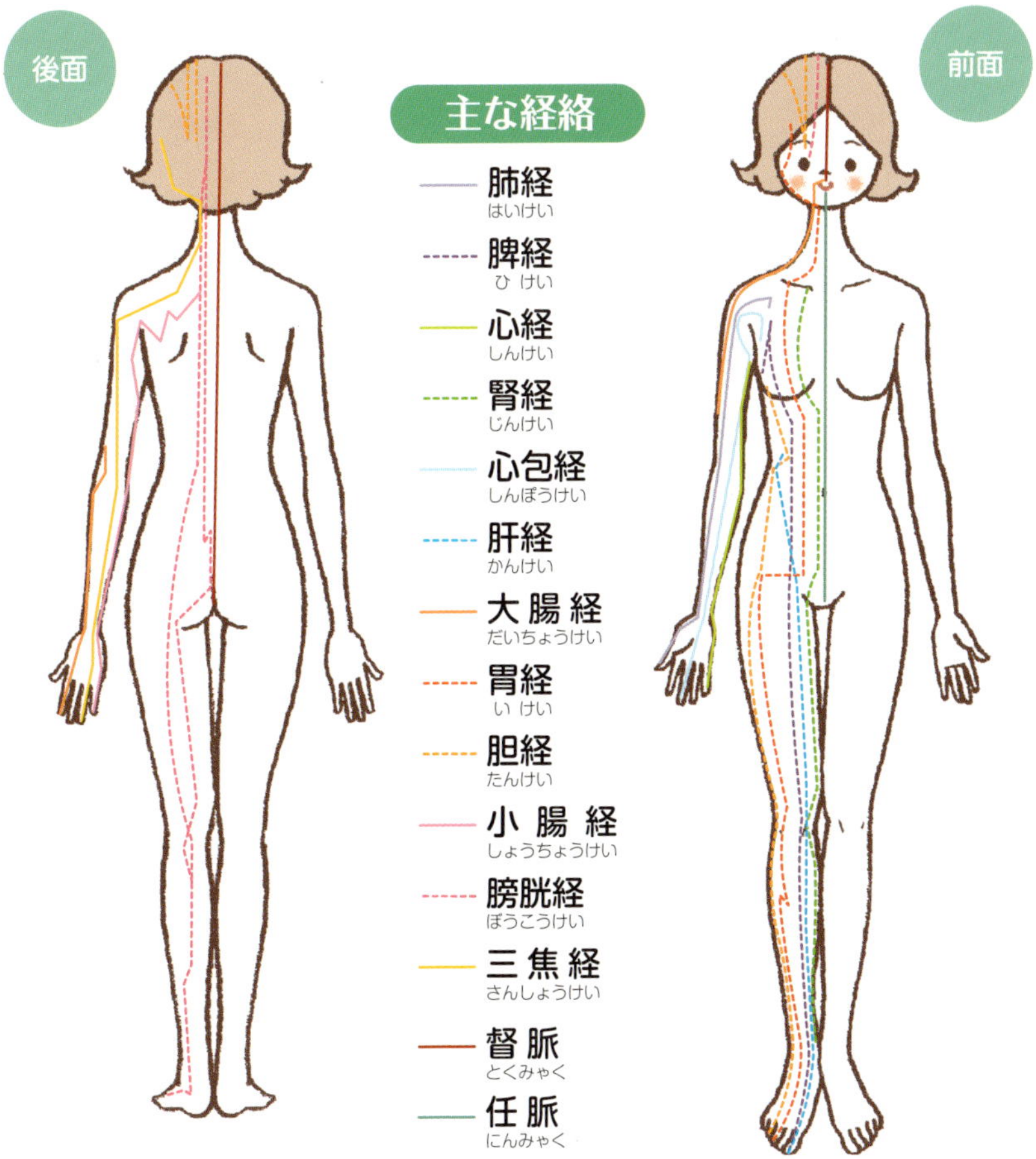
後面
前面
主な経絡
肺経《はいけい》
脾経《ひけい》
心経《しんけい》
腎経《じんけい》
心包経《しんぽうけい》
肝経《かんけい》
大腸経《だいちょうけい》
胃経《いけい》
胆経《たんけい》
小腸経《しょうちょうけい》
膀胱経《ぼうこうけい》
三焦経《さんしょうけい》
督脈《とくみゃく》
任脈《にんみゃく》

ある部分に、こりや痛みがある場合、その経絡にある他のツボを刺激すると回復します。たとえば、首の大腸経（オレンジの実線）の部分にこりがある場合、オレンジ色の実線上にある、ひじのツボを刺激すると、肩こりがラクになります。

また、経絡はそれぞれ独立しているわけではなく、つながっているため、違う経絡上にあるツボを刺激することで、その症状をとることもあります。

たとえば、小腸経（ピンクの実線）にある肩に出ている「五十肩」という症状を治すために、小腸経と関係の深い、心経（黄緑の実線）のツボを刺激することもあります。

また、経絡はそれぞれその名前からわかるように内臓と深い関係があります。

たとえば、胃経（オレンジの点線）上のひざが痛い場合、胃の調子を整えることで、ひざの痛みがとれていきます。

健康なカラダや、キレイなプロポーションのベースは「骨盤」

自力整体は骨盤のゆがみも整える

骨格のゆがみは不調の元です

11ページで、脚を組んだ姿勢は、ずっと筋肉を働かせることになり、こりや痛みを作るというお話をしました。

同じ理由で、「骨格がゆがんでいる」と、こりや痛みになります。

たとえば、腰の骨がゆがんでいると、その周りの筋肉はつねに働いていることに。軽い負担でも、ずっと働いていると老廃物を多く作り出します。その量が、排泄される量よりも多いと、腰にこりができ、さらに悪化すると腰痛になるのです。

もちろん、カラダの他の部分も同じ。首がゆがんでいる人は、肩や首が凝ったり、頭痛になったりします。ひざがゆがんでいれば、脚がむくんだり、ひざに痛みが出たりします。

また、ゆがみは、栄養を送るほうの血管の流れも悪くします。たとえば、ひざのゆがみによって、ふくらはぎの血行が悪くなれば、足先が冷え症になります。

このように骨格がゆがんでいると、こりや冷え、痛みを作り出してしまうのです。

骨格がゆがむ大きな原因は、どちらかを使い過ぎること。骨の周りの筋肉が、そのアンバランスによって固まり、ゆがんでしまうのです。

□ 脚のゆがみチェック

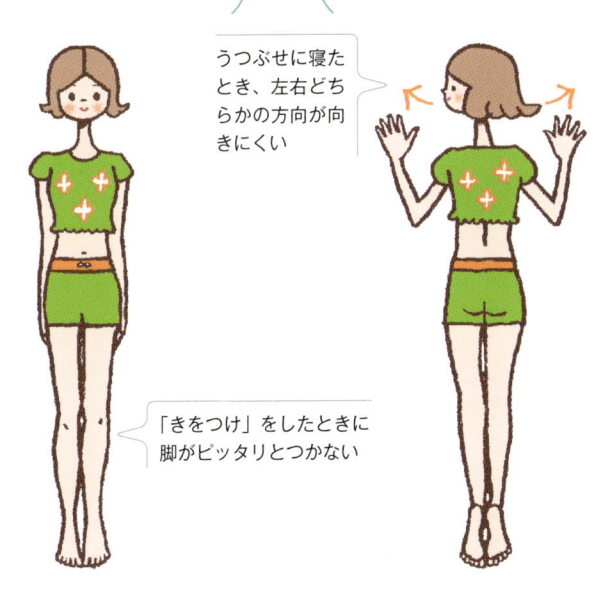

「きをつけ」をしたときに
脚がピッタリとつかない

□ 首のゆがみチェック

うつぶせに寝たときき、左右どちらかの方向が向きにくい

□ 骨盤のゆがみチェック

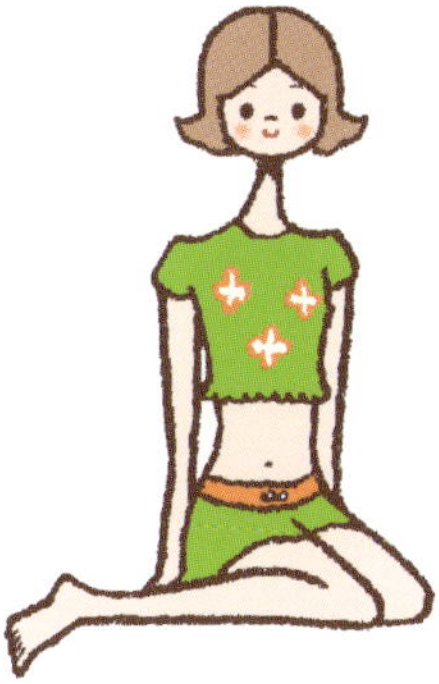

横座りしたときに、座りやすいほうと座りにくいほうがある

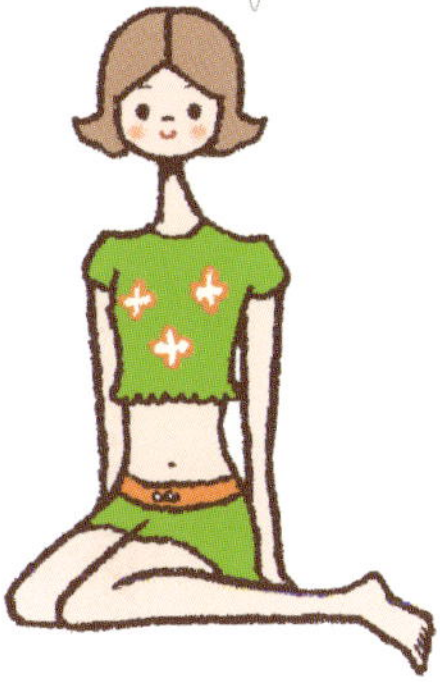

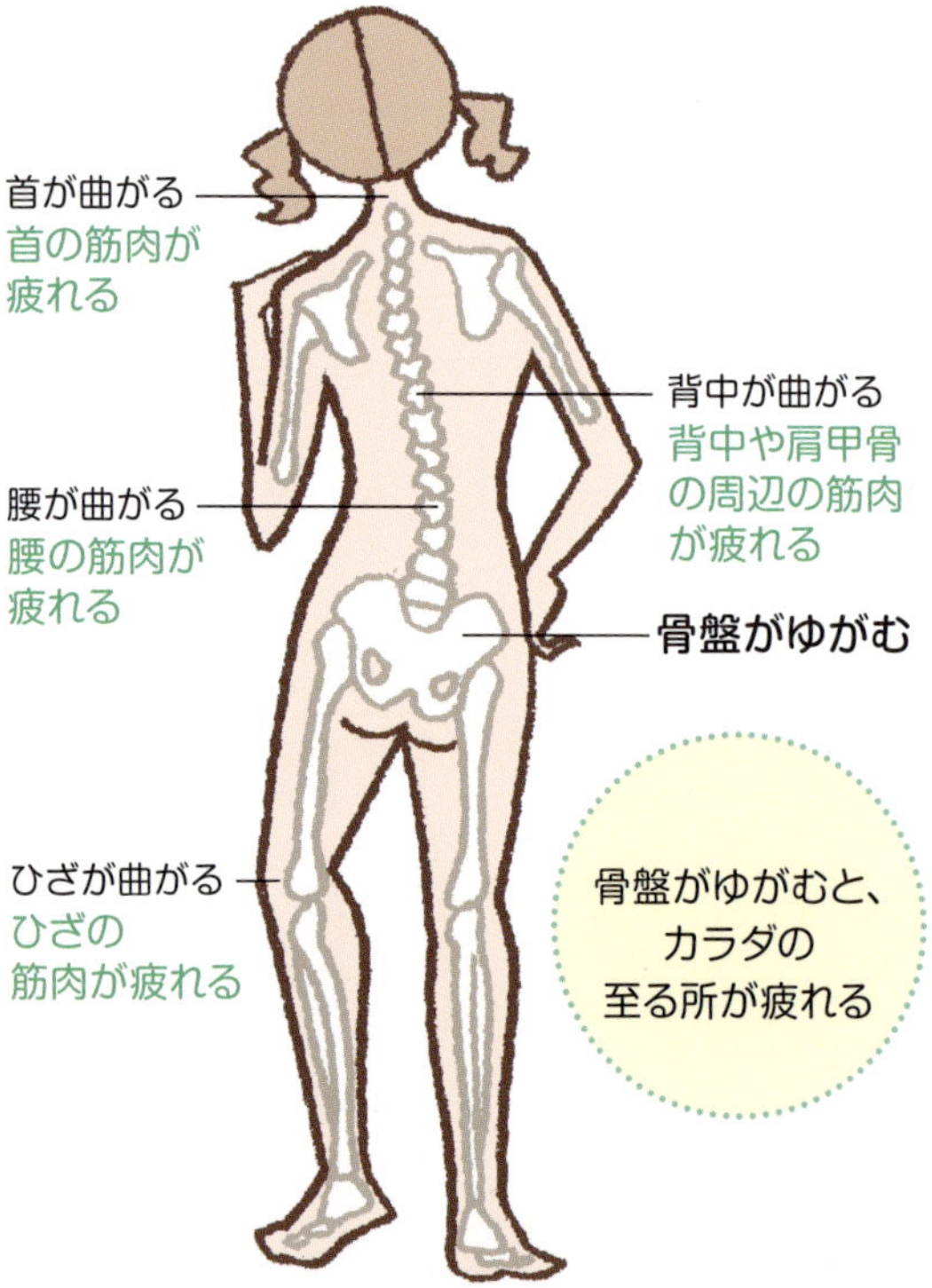
首が曲がる
首の筋肉が疲れる
背中が曲がる
背中や肩甲骨の周辺の筋肉が疲れる
腰が曲がる
腰の筋肉が疲れる
骨盤がゆがむ
ひざが曲がる
ひざの筋肉が疲れる
骨盤がゆがむと、カラダの至る所が疲れる

骨盤がすべてのベース

骨格のゆがみには、「骨盤のゆがみ」も大きくかかわっています。

骨盤は骨の中心です。骨盤の上に背骨が乗り、背骨の上に首が乗っています。骨盤の下側には脚の骨がついています。

つまり、骨盤がゆがむと、たとえば腰の骨がゆがんで、腰のどちらかの筋肉が働き過ぎて、腰のこりや腰痛になってしまうのです。

骨格や骨盤のゆがみをなくす

骨盤を筆頭に骨格がゆがむのは、いろいろな筋肉が凝っているから。筋肉が凝っていると骨は自由に動けませんから、骨格や骨盤はゆがんだ位置に固定されてしまいます。

自力整体は、カラダを伸ばしたり、圧迫したりしながら、さまざまな筋肉のこりをほぐし、同時に関節のすき間を開いていきます。

筋肉や関節がゆるめば、その周りの骨格のゆがみがなくなり、正しい位置に収まります。

自力整体は、骨格や骨盤のゆがみを整えて、左右や前後のアンバランスのないカラダ、つまり「整体」にすることも目的です。

Part 2

カラダの不調、プロポーションに効く自力整体

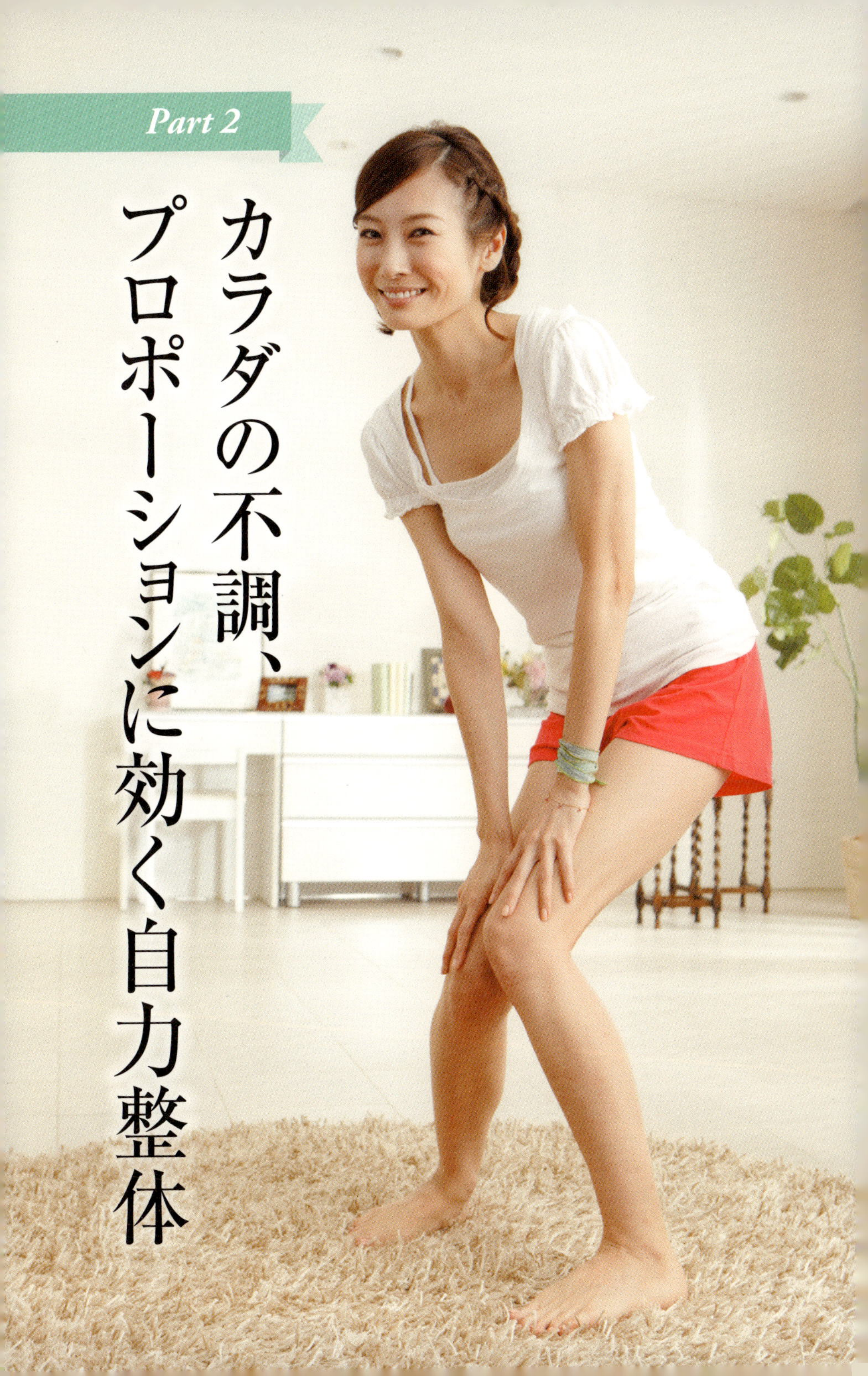

効果をアップさせる
自力整体のポイント

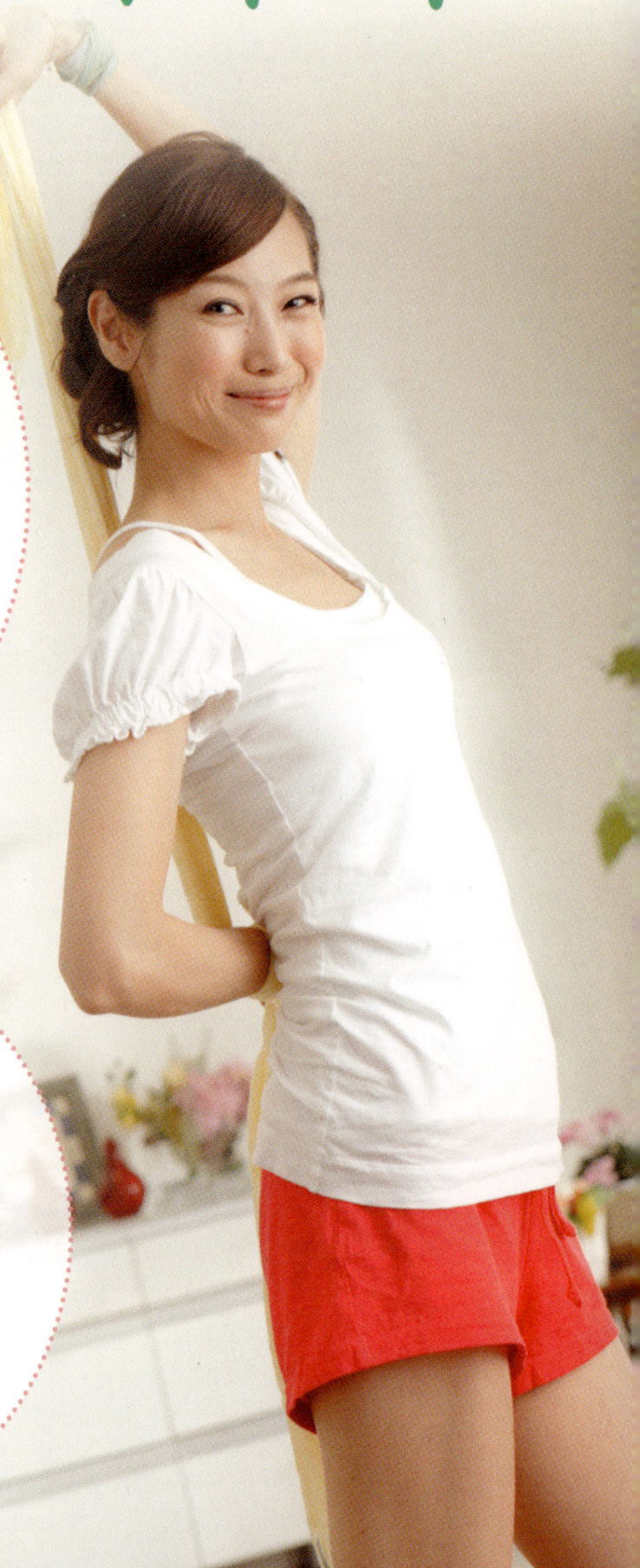

「気持ちよく」行いましょう

「早く不調を取り除きたい」「早くキレイになりたい」という気持ちから、痛いのを我慢してムリをすると、筋肉や関節を痛めてしまいます。本やDVDのようにできなくても大丈夫。
はじめのうちは「気持ちよく」行いましょう。そして自力整体に慣れてきたら、少し痛いけれども気持ちがいい、「痛・気持ちいい」と感じながら行いましょう。

good feeling

shaking

ゆっくりと カラダを揺すって

「気持ちいい」と感じるところでカラダを止めて、そこでゆっくりと揺すってください。心地いい刺激が与えられ、どんどんこりがほぐれていきます。

your own pace

回数や長さは自分のペースで

「こりがほぐれきれていない」「もう少しほぐしたい」と感じたら、何回でも繰り返しましょう。

本に書かれている時間や回数は目安。そのとおりに行う必要はありません。自分のカラダの感覚に従って、「気持ちよく」行うのが自力整体です。

breathing

呼吸をしながら

「息を止めない」で行いましょう。

また、実技と実技の間にひと息つくときがありますが、そのときは、「ふ〜」「は〜」のようなため息ついたり、深呼吸をしましょう。それによって、ほぐした部分の血行がよりよくなり、こりが取り除かれます。

effective enviroment

流れがよくなるような環境で

効果をよりアップさせるため、「空腹」の状態で行ってください。

また、「ゆるめの服装」で行うと、こりなどが流れやすくなります。

「メガネやコンタクトも外して」行うと、筋肉はリラックスします。

それから、寒い部屋で行うのは厳禁。夏場は冷房のスイッチを切り、冬場は暖房を入れて、カラダが「温まりやすい環境」で行いましょう。

使い過ぎると筋肉が疲れて〝こり〟になる

肩こり、首のこり

筋肉が疲れると〝こり〟になります

仕事や家事の後、ちょっとひと息ついたときに「肩や首が重い……」「肩が凝ったな〜」と感じることはありませんか。

それは、肩や首を使い過ぎたから。

たとえば、両手を前に出してパソコンのキーボードを使うときは、肩や首の筋肉に負担がかかります。その姿勢をずっと続けていると、筋肉が硬くなっていきます。

それは、筋肉が働き過ぎて疲れて硬くなり、血管やリンパ管が詰まって血行が悪くなっている状態なのです。

流れが悪くなると、筋肉の中にできた乳酸などの老廃物が排泄できず、それが肩こりや首のこりになってしまいます。

同じような理由で、「猫背」も肩こりの大きな原因に。猫背の姿勢は、いつも肩や首の筋肉に負担をかけているからです。

肩、首、肩甲骨は関連が深いのです

肩こりがあると、その近くにある首も凝ります。また、肩甲骨の周辺にある筋肉も凝ります。

ですから、肩こりを解消するには、首や肩甲骨周りの筋肉をほぐして、老廃物を血管やリンパ管に流してあげることが大切です。

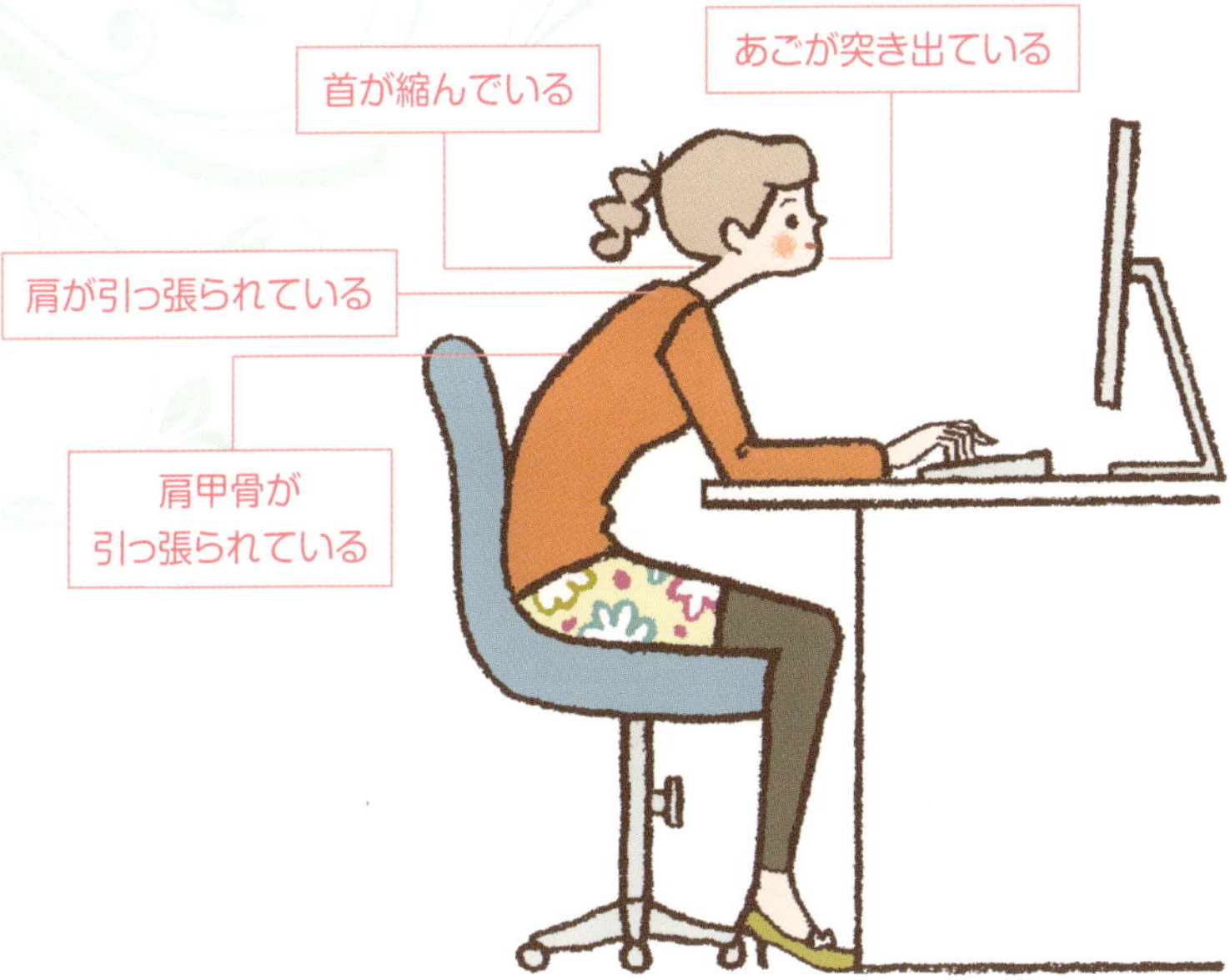
あごが突き出ている
首が縮んでいる
肩が引っ張られている
肩甲骨が
引っ張られている

また、首の筋肉をほぐすと、頭痛持ちの人もラクになります。首は、頭とカラダの通り道ですから、ここが凝っていると頭に充分な血液が送られません。ですから、首のこりをほぐすと頭痛がラクになるのです。

また、猫背を治すことも大切です。

猫背に効く自力整体は、次ページだけでなく、58ページでも紹介していますが、ポイントは同じ。肋骨を上げて、肋骨と骨盤のすき間を広げることです。

肋骨が下がっている状態では、背中を丸めて、あごが突き出た姿勢になりがち。この姿勢は、一見ラクなのですが、実際は、先ほど説明したように肩や首、肩甲骨付近の筋肉に負担をかけています。

まっすぐな姿勢がラクにできるように、肩や首だけでなく、肩甲骨周りの筋肉をほぐしてあげることも大切になります。

この整体が効きます！

DVD 1

肩こり、首のこり

1

両手を肩幅に開いて
テーブルに乗せる。
足も肩幅に開く

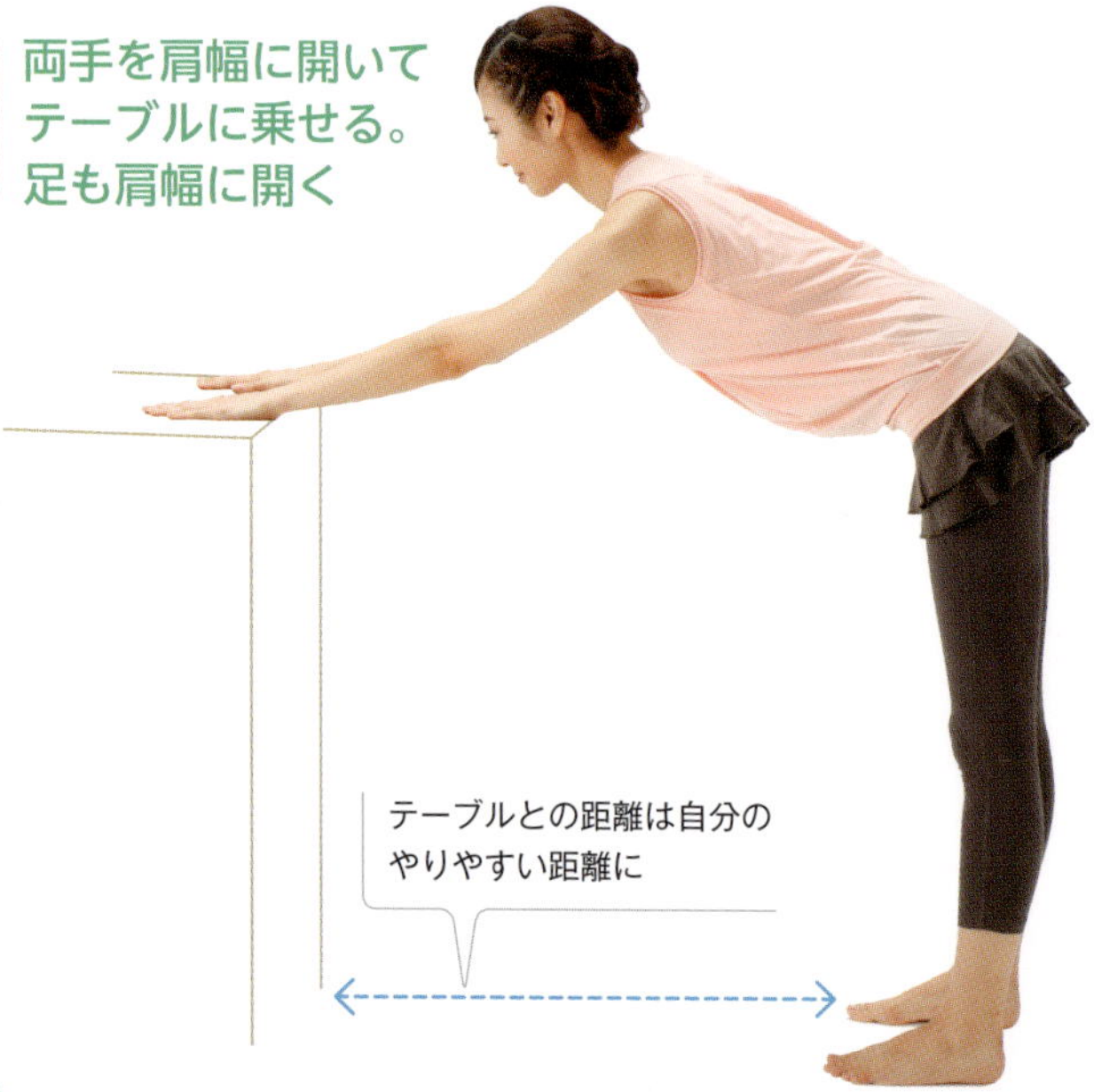

テーブルとの距離は自分の
やりやすい距離に

2

頭をゆっくりと下げてから、
お尻を左右に揺すったり、胸を上下に動かす

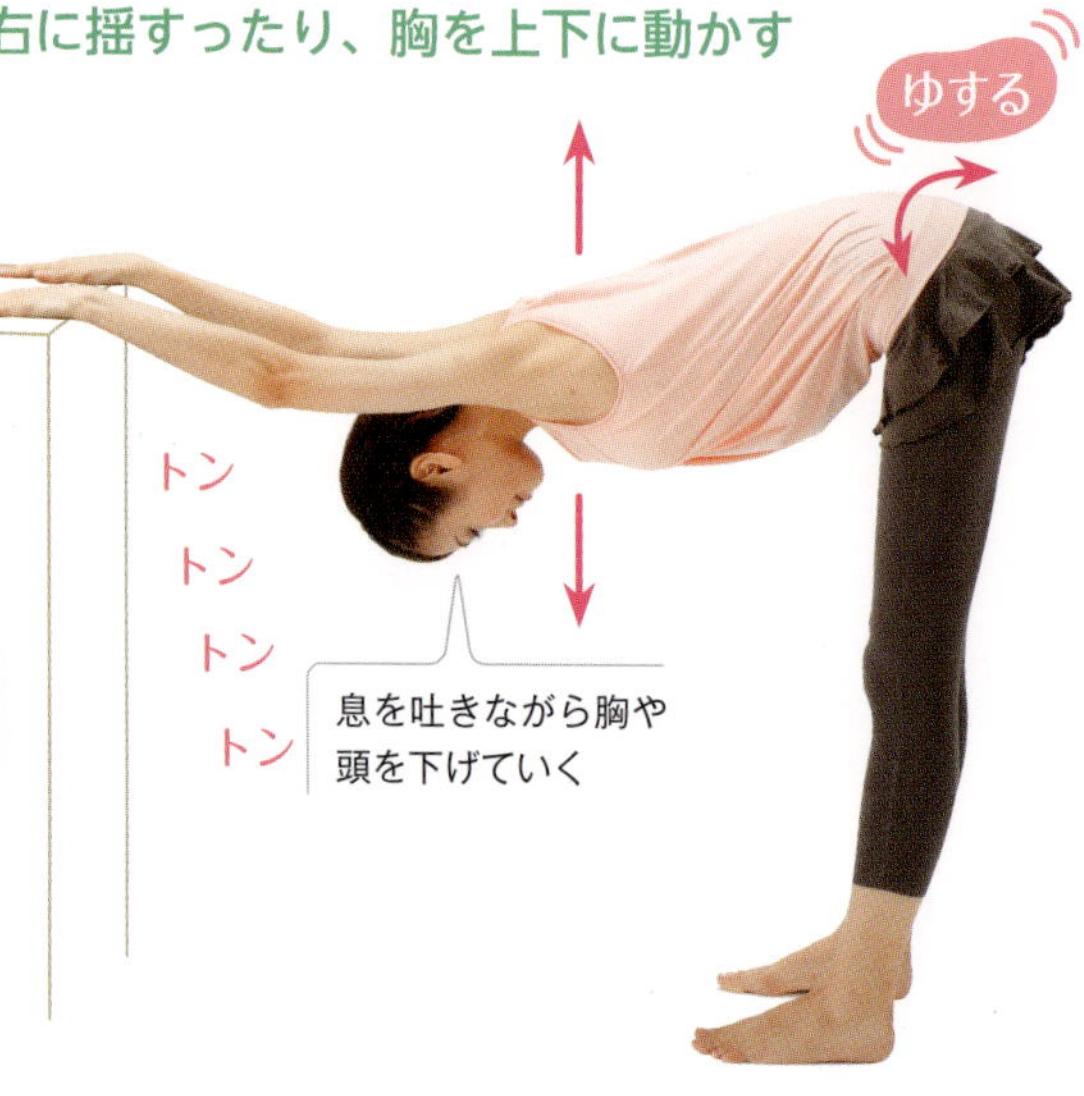

息を吐きながら胸や
頭を下げていく

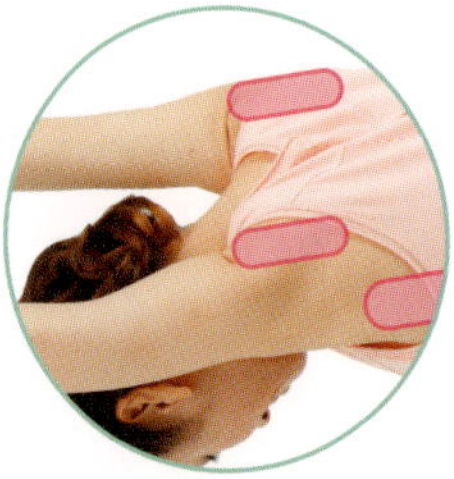

お尻や胸を揺すりながら、
肩やわき腹をほぐしていく

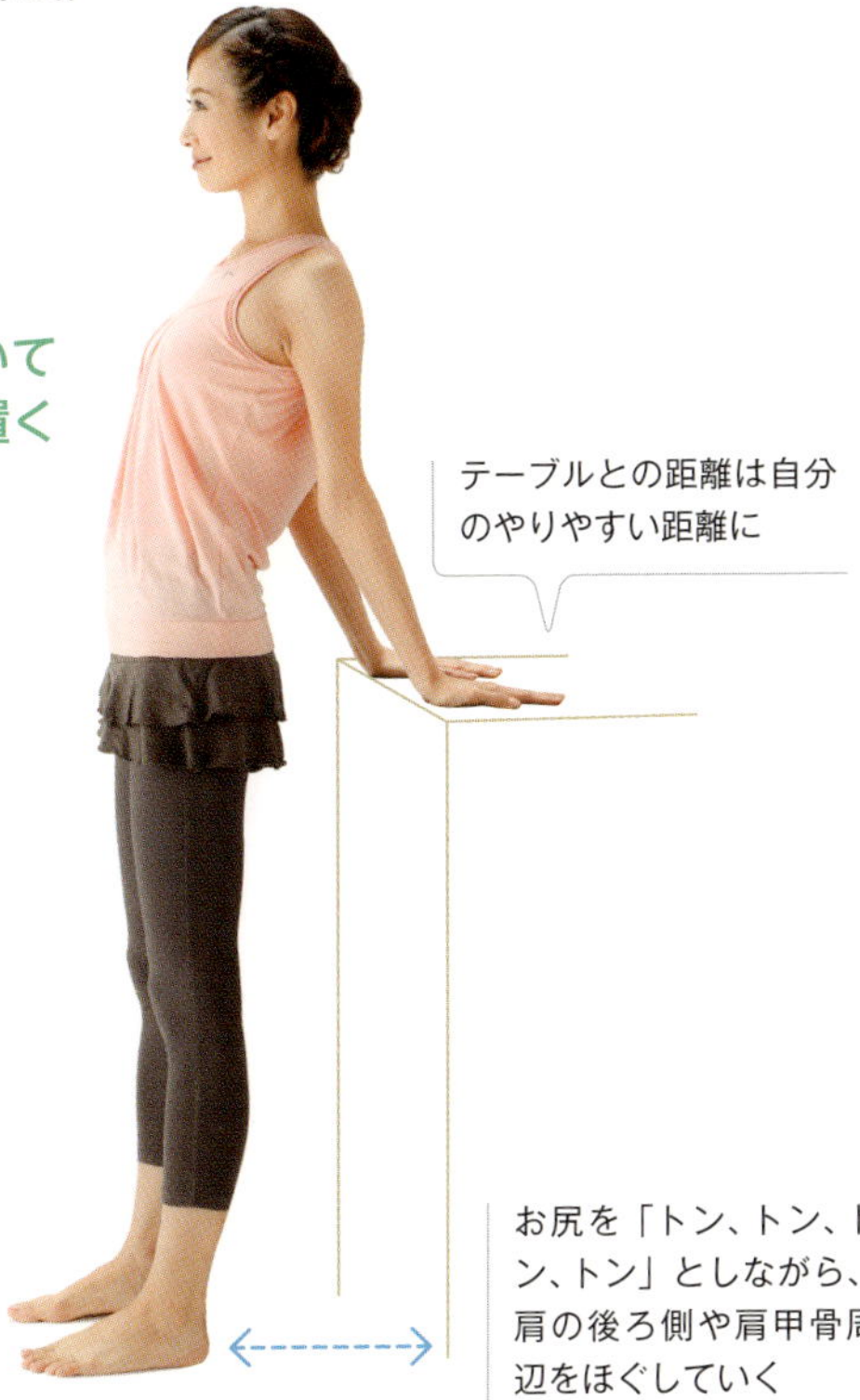
テーブルとの距離は自分のやりやすい距離に

3 後ろ向きに立ち、両手を肩幅に開いてテーブルの上に置く

お尻を「トン、トン、トン、トン」としながら、肩の後ろ側や肩甲骨周辺をほぐしていく

4 お尻をゆっくりと床の近くまで下げ、頭を下げて背中も丸め、お尻を上げ下げして揺する

硬 床の近くまで、お尻を下げなくてもOK

柔 手を置く位置の間を狭くしたり、ひじの近くまで奥に手を置いたり、高さのあるテーブルにすると、より効く

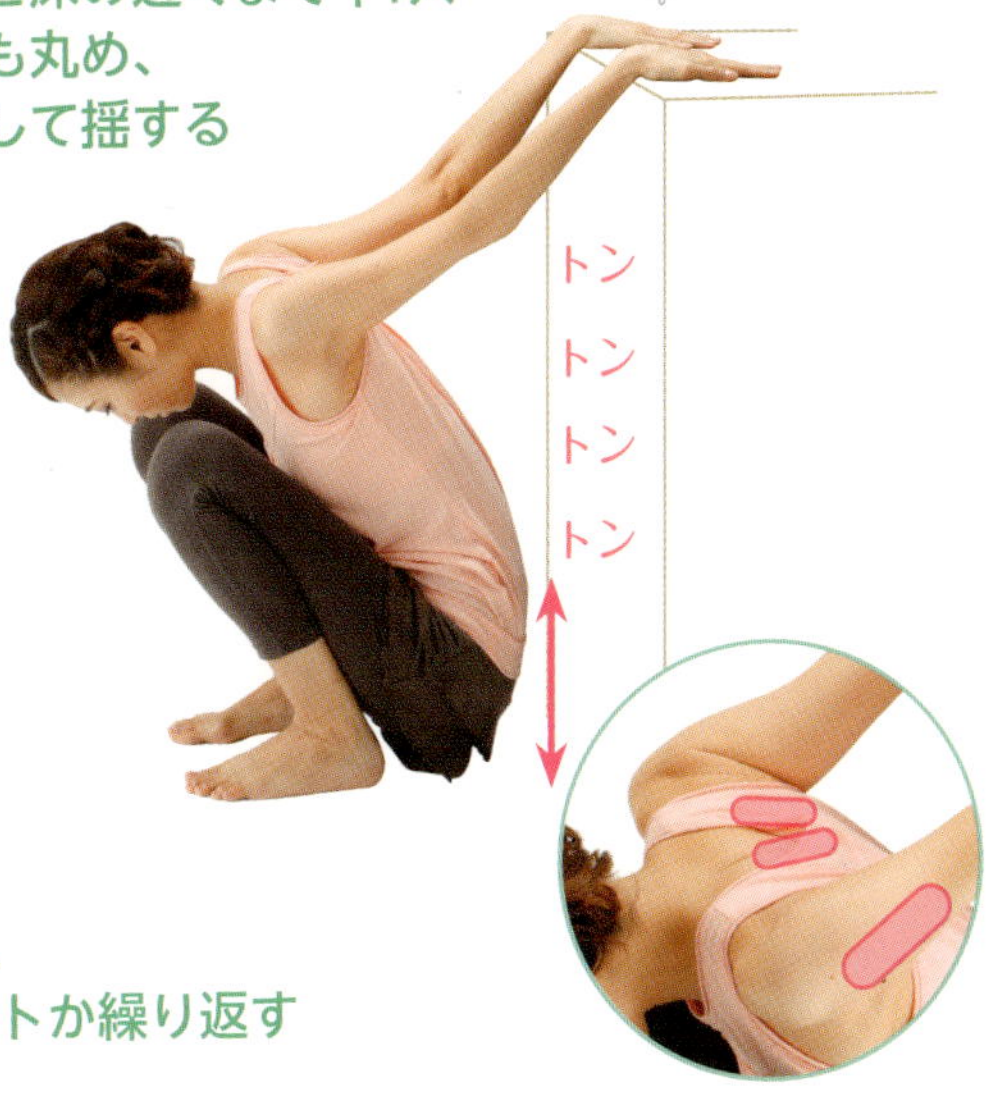

5 自分のペースで、1〜4を何セットか繰り返す

お腹の奥にある大腰筋をほぐすとラクになる

腰痛、座骨神経痛

ポイントは〝大腰筋〟です

電車に乗っているときに、「腰が痛くて立っているのがツライ……」「お尻の後ろの辺りがしびれる」と感じることはありませんか。

それは、〝大腰筋〟という筋肉が疲れて、縮んでくるから。

大腰筋は、太ももの骨と腰の骨を結んでいる筋肉。この筋肉が働き過ぎると、どんどん硬くなっていきますが、カラダを動かしている間は柔らかさを保っています。

でも、長時間、同じ姿勢でいると、大腰筋は疲れて硬くなり、腰の筋肉に負担をかけます。

それが腰痛や座骨神経痛になるのです。

たとえば、一日中、座りっぱなしのデスクワークをしているときや、長時間の会議のとき、仕事を終えてひと休みしているときなどです。

ちなみに、腰が痛くなるときは、とくに腰椎の下側（3〜5番）の筋肉が硬く縮んでいます。

どうして大腰筋が疲れるの？

どうして大腰筋が疲れてしまうのでしょうか。

原因は、「腰椎がゆがんでいる」から。

腰椎がゆがんでいると、左右どちらかの大腰筋が、つねに伸ばされて疲れてしまうのです。

そして、腰椎のゆがみは、「骨盤のゆがみ」

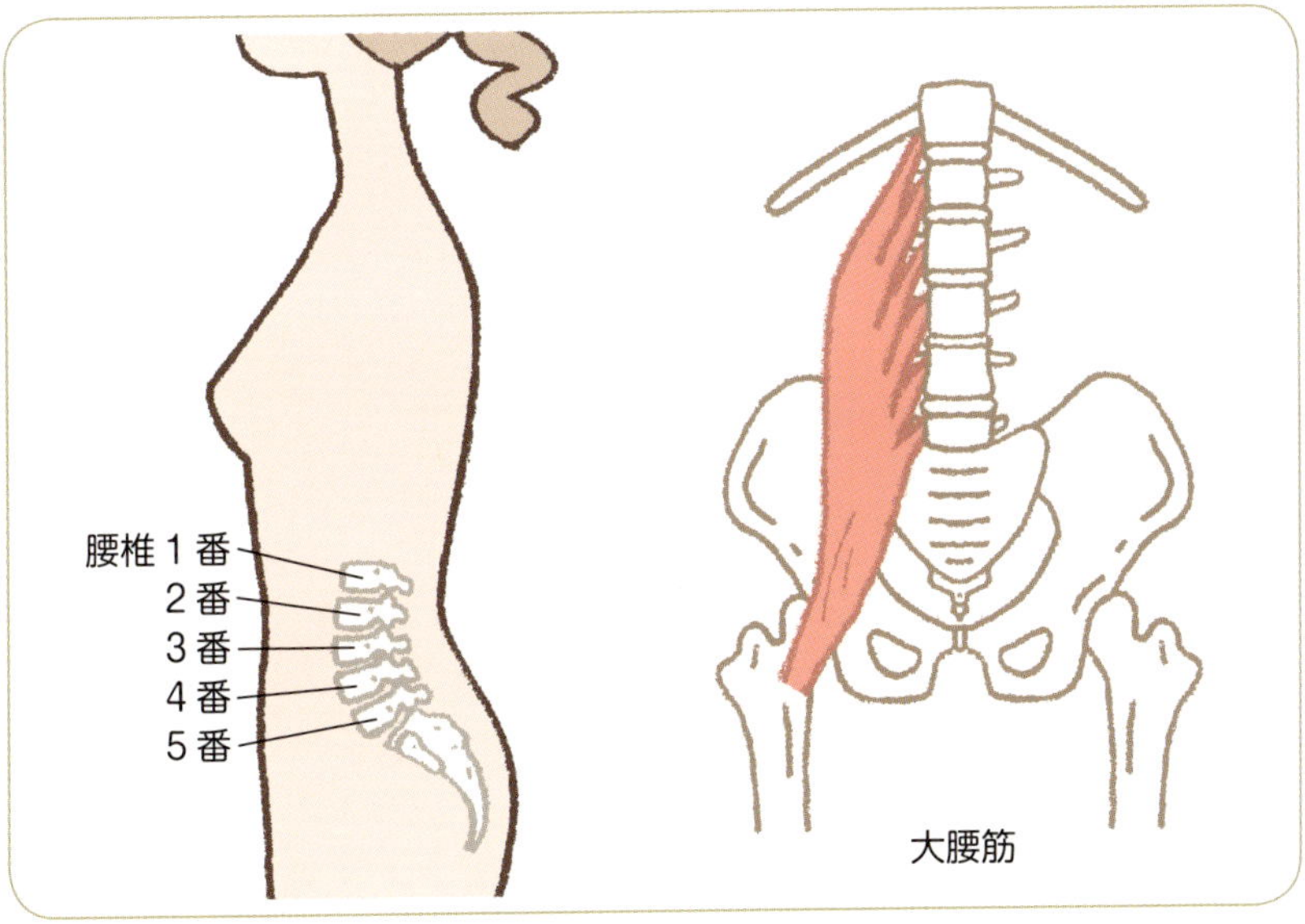

が原因。腰椎を含めた背骨を支えているのは骨盤です。だから、その骨盤がゆがんでいると腰椎もゆがんでしまいます（↓18ページ）。

腰痛をラクにするのは？

腰痛や座骨神経痛をラクにするポイントは、「腰の筋肉だけでなく、大腰筋もほぐす」こと。前後や左右に伸ばして、腰の筋肉や大腰筋をほぐしてあげることです。

また、「骨盤のゆがみを整え」て、日ごろから、腰に負担をかけないことも、腰痛や座骨神経痛の解消にはとても大切です。

それには、29ページから紹介する自力整体が効きます。

腰椎のゆがみをとるには、正座もオススメです。31ページから紹介する足の指を立てたり、反らせたりする3つの正座は、腰椎をはじめとする背骨全体を整えてくれます。

また、足の指や足首には、腰痛や座骨神経痛に効くツボがありますので、正座は腰痛や座骨神経痛のツボ刺激としても効果があります。

夜遅い食事は腰痛につながる

夜の遅い時間帯に食べると、腰痛や座骨神経痛が出やすくなるので気をつけましょう。

寝る前に食べたモノは、ベッドに入ったときも、まだ消化が終わっていないので、胃の中には食べ物が残っています。

その状態で眠ると、食べ物の重さで胃が下がり、それによって腰の筋肉や大腰筋に負担をかけてしまうのです。

夕食は早い時間に食べ終えるか、夜遅い時間に食べる場合は、消化のいいモノを食べましょう。「お腹がすいていると眠れない」という習慣は、腰痛、座骨神経痛につながりますので、空腹でも眠れるクセを身につけましょう。

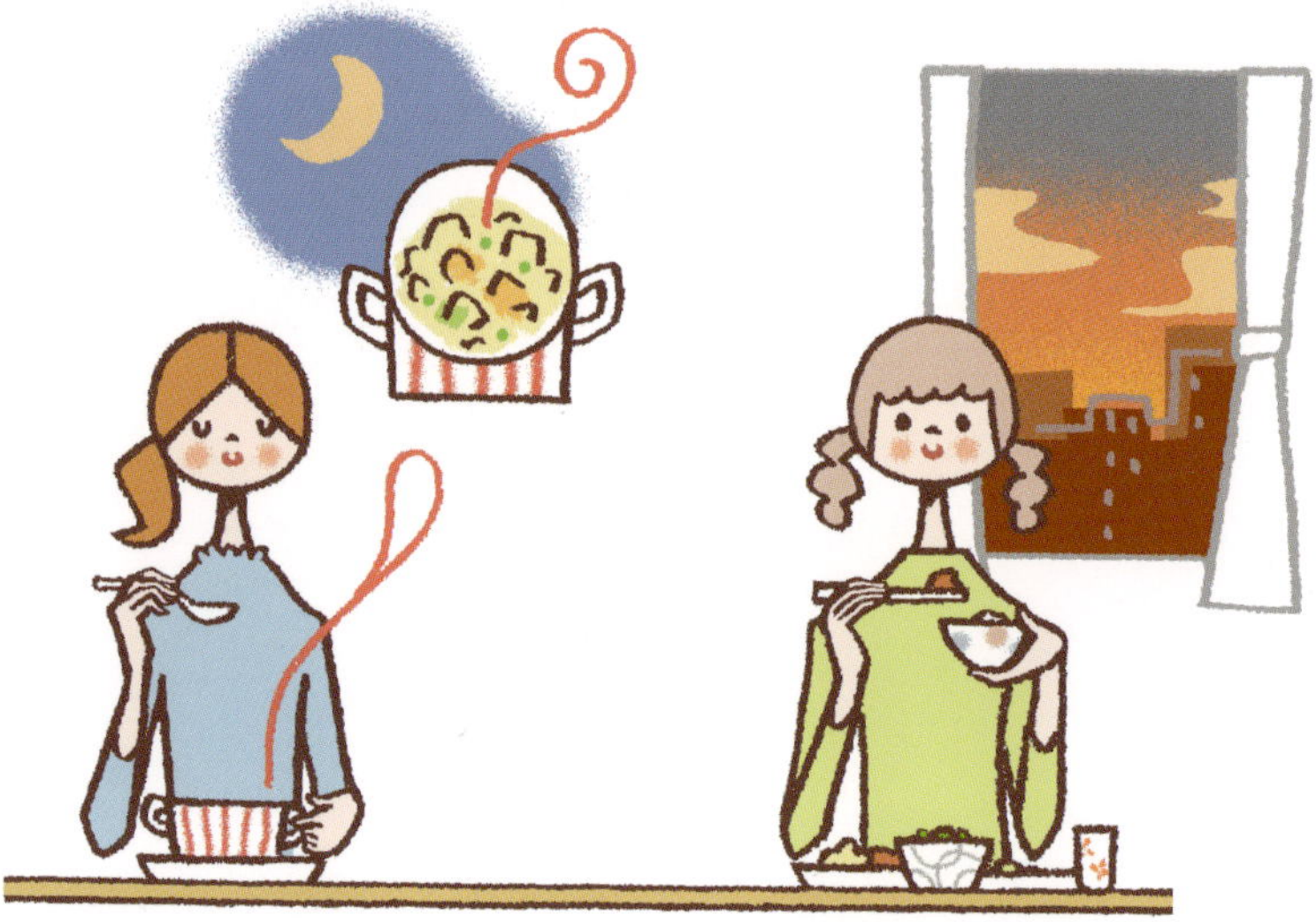

夜遅い時間なら消化のいいモノを食べる　　早い時間に夕食を食べる

この整体が効きます！

DVD 2

腰痛、座骨神経痛

1 あおむけで、かかとをお尻に近づけてひざを立てる。手は真横に伸ばす

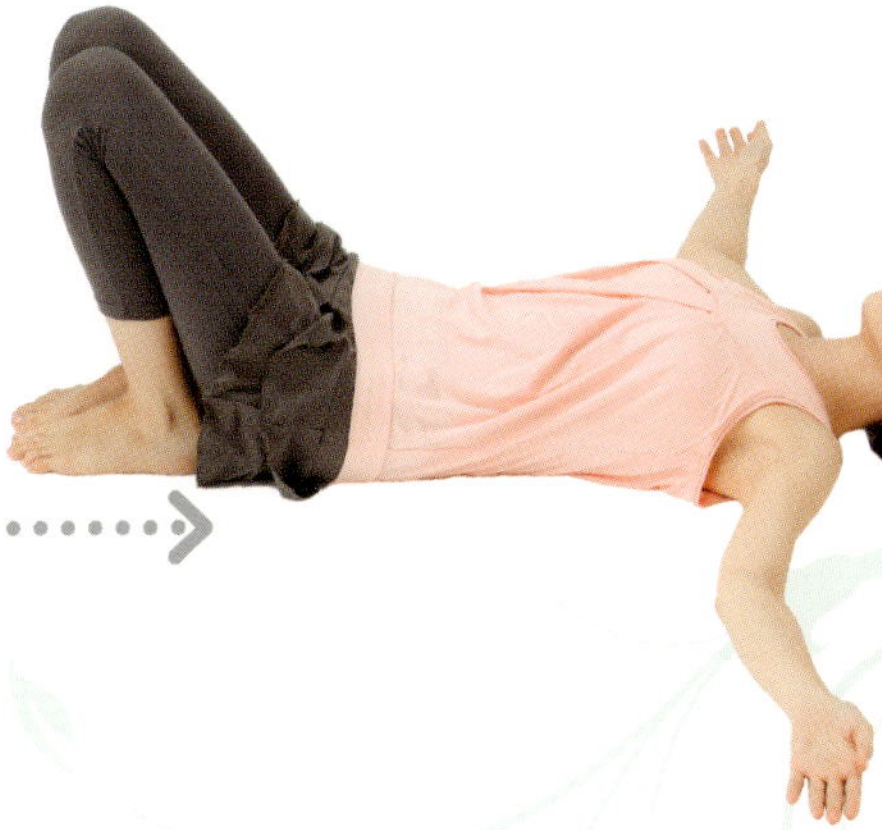

2 両ひざをゆっくり左へ倒し、自然に止まるところで止めて、ひざを左右に揺する

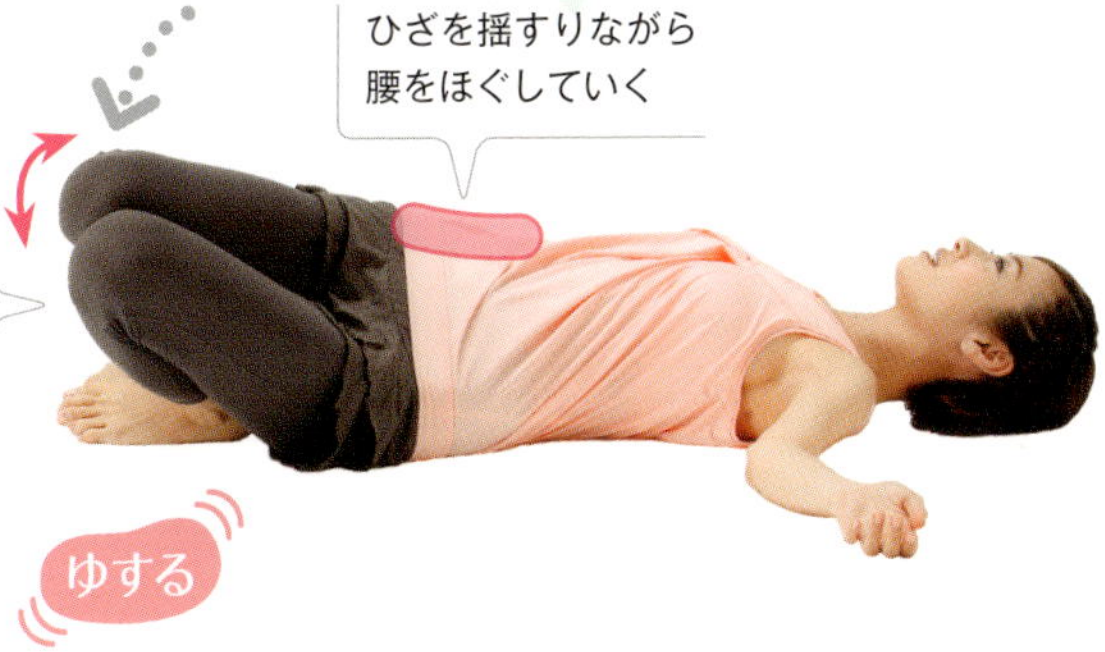
ひざを揺すりながら腰をほぐしていく
横腰やお尻の横が突っ張って、自然に止まるところでひざを止める
ゆする

つづく

3 右側（2参照）も同様に行う

4 左足の外くるぶしの下の辺りを、右ひざに乗せる

つづき

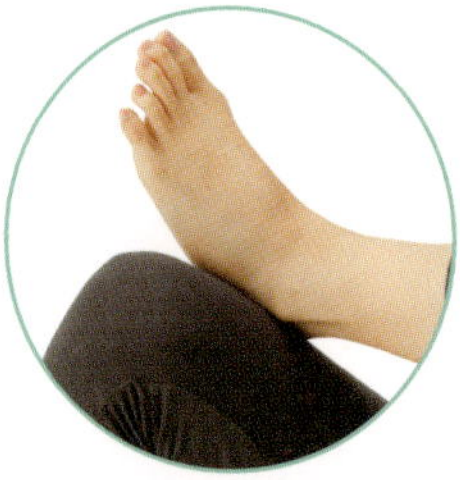
くるぶしの下辺りを乗せる

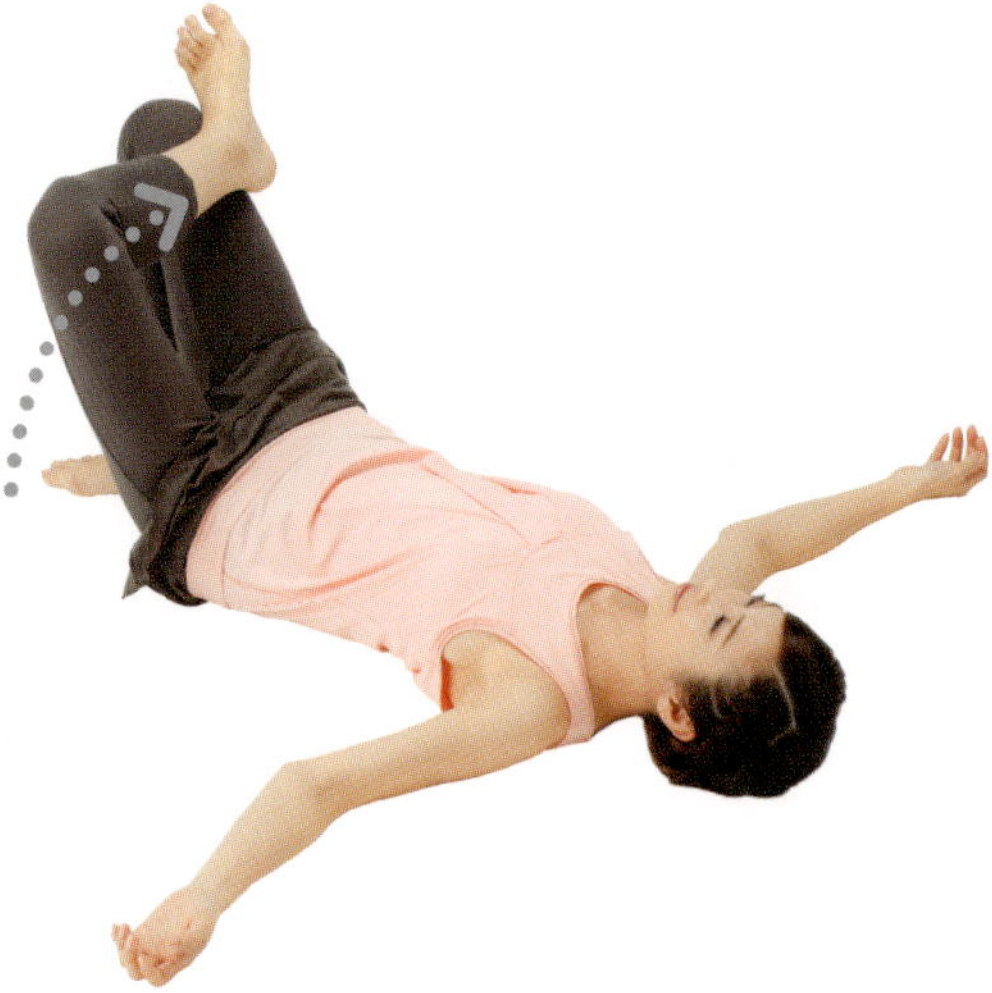

5 左手で、ももの付け根を何度も押して、股関節を揺すりほぐす

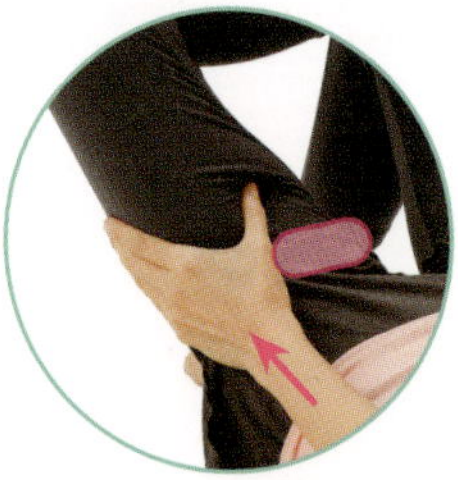
一度押し、その位置から少しだけ「ユッサ、ユッサ」とリズミカルに押す

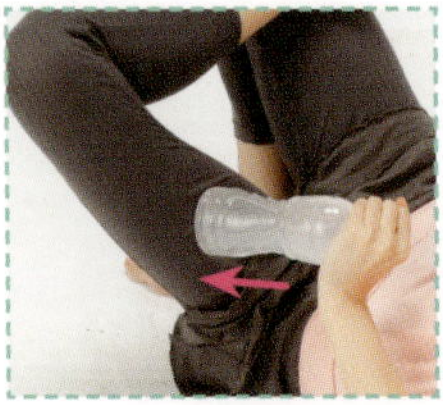
手が届かない人はペットボトルなどを利用して押す

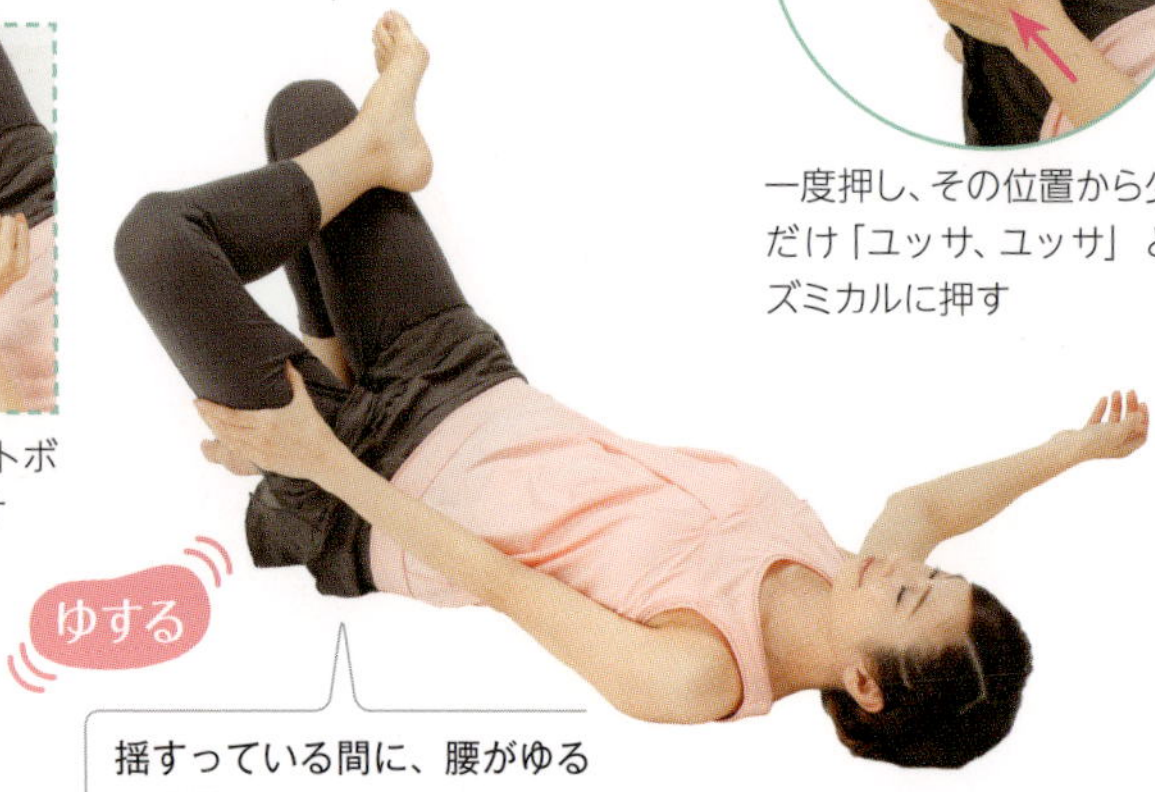

揺すっている間に、腰がゆるむ感覚を得られればベスト

6 両手で左ひざをつかんで右胸のほうに引き寄せてから、腰を左右に揺する

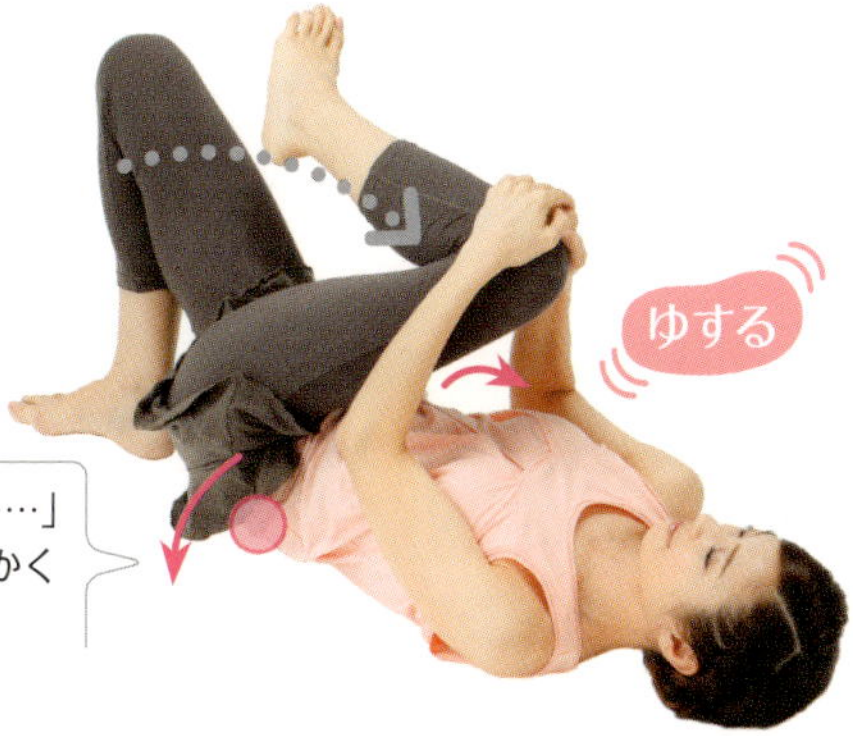

「左→右→左→右……」と、腰を左右に細かく揺すってほぐす

7 反対側（4〜6参照）も同様に行う

8 腰がラクになるまで、左右（1〜7）を何セットか行う

ひとこと

腰がほぐれると、ひざは左右の床に自然につくようになる

9 両足のつま先を立て、足を揃えて正座する

硬 痛くならない程度に

柔 お尻のほうに体重をかけるとより効く

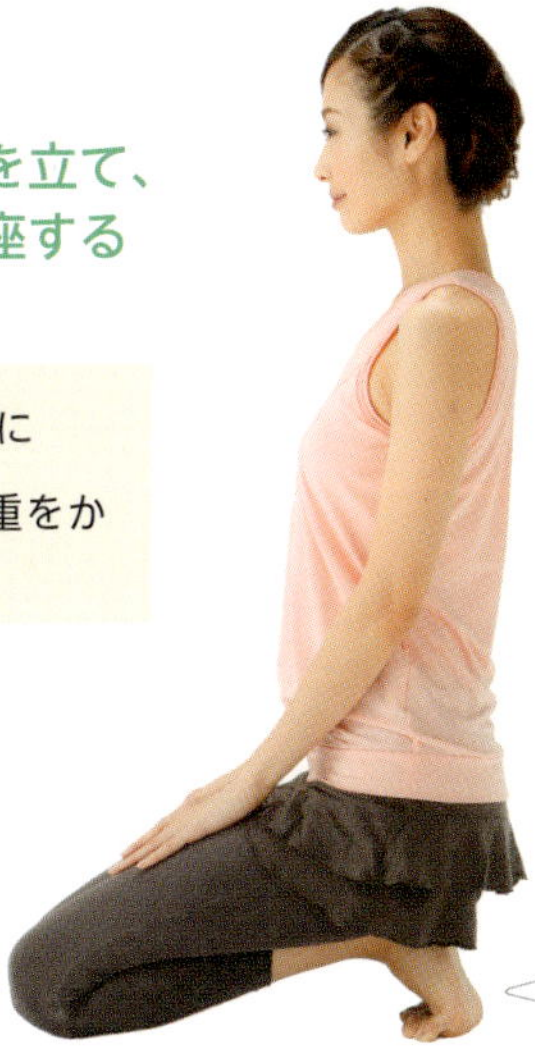

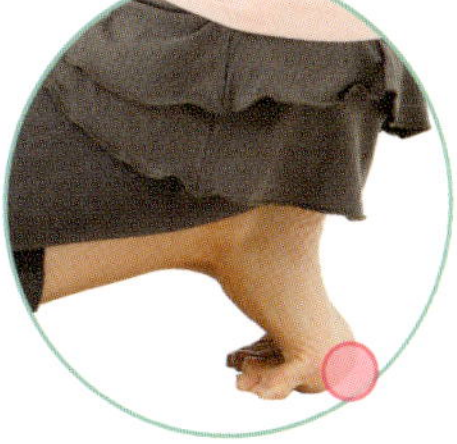

足の指には腰痛や座骨神経痛に効くツボがあるので、そこに刺激を与える

← つづく

10 足の指のツメを床につけ、足を揃えて正座する

硬 痛くならない程度に

柔 お尻のほうに体重をかけるとより効く

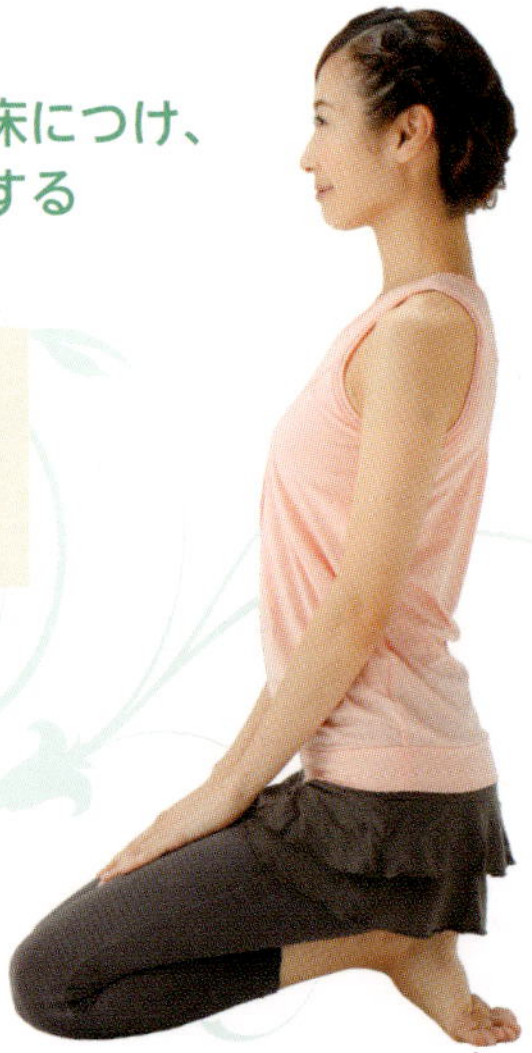

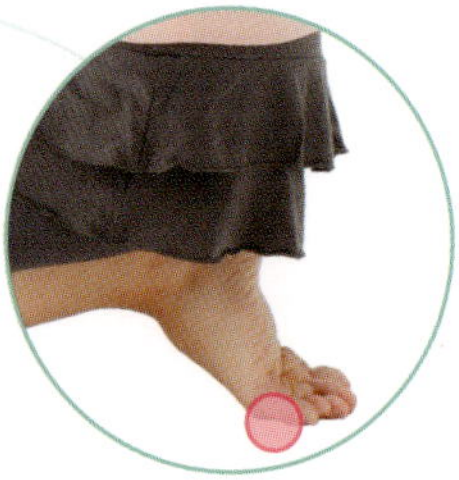

足の指には腰痛や座骨神経痛に効くツボがあるので、そこに刺激を与える

11 両手でかかとを寄せてくっつけ、その上にお尻を下ろして正座する

柔 足の甲を床につける

ひとこと

正座は背骨のゆがみの矯正に効く

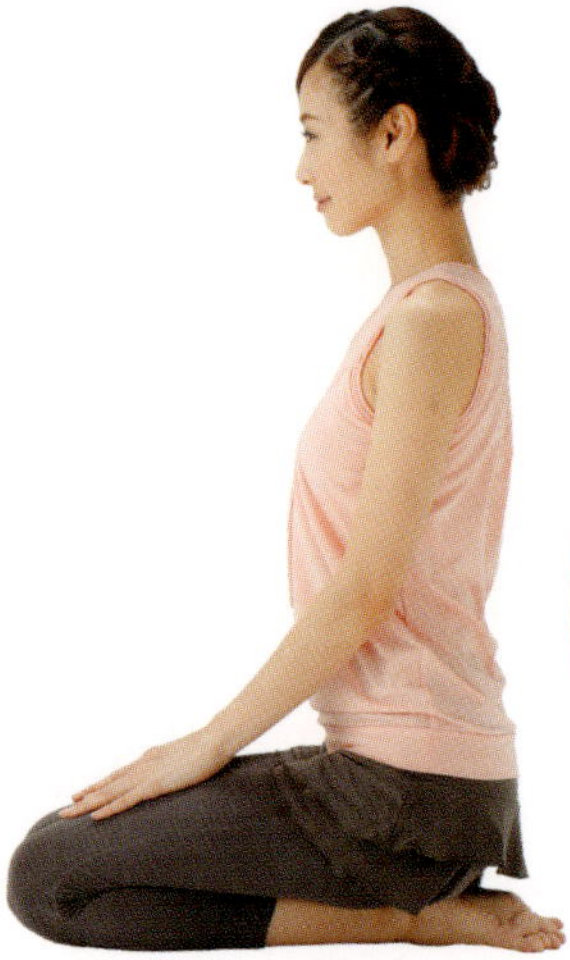

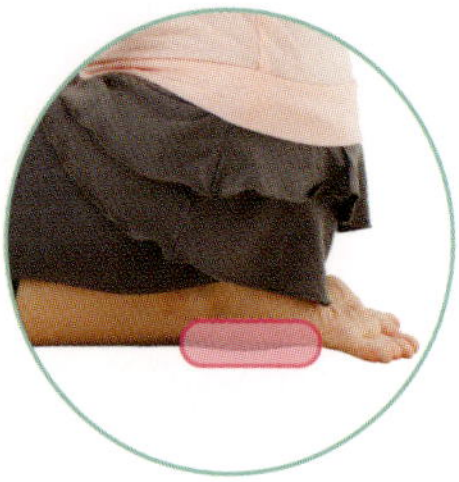

つづき

12 両手を重ねて、下腹部に当てる

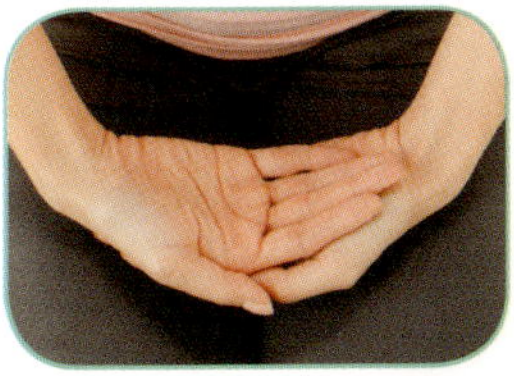

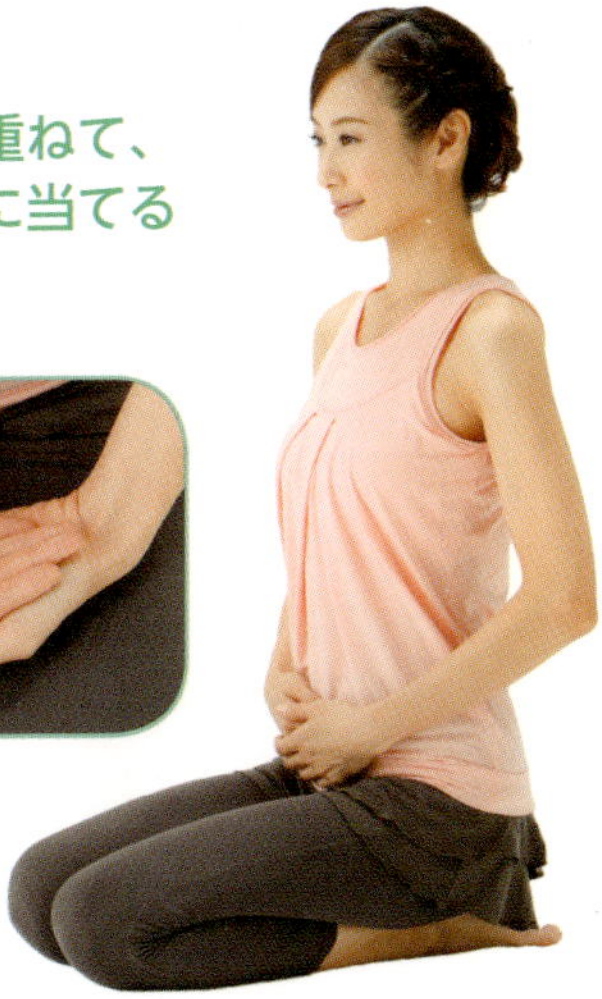

ひとこと

おへその少し下の、お腹の奥に「丹田（たんでん）」というところがある。丹田は、東洋医学では重要な場所。そこを刺激して、カラダを活性化させよう。

13 手のひらで下腹部を圧迫しながら、背中を丸めずに前に倒れる

手のひらを腰のほう（丹田）に向かって押し込むイメージで

10秒

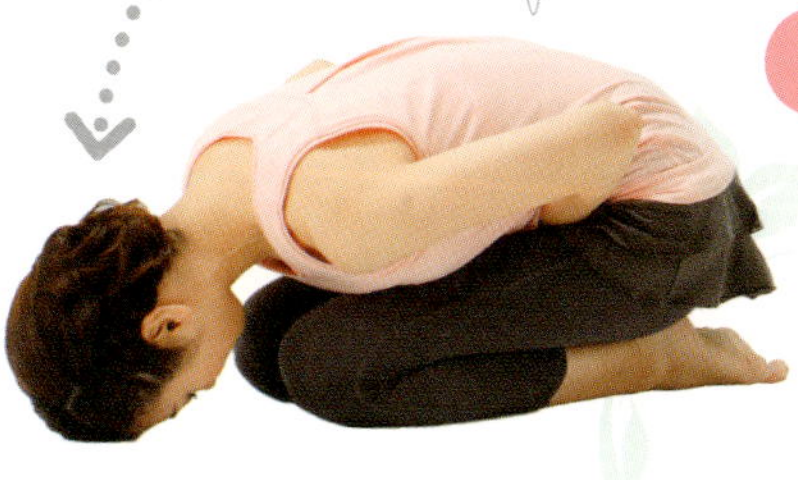

便秘

骨盤のゆがみを治し、リズミカルな生活をする

大腸を元気にしましょう

「お腹が張って苦しい。出したい！」――お通じがないのはツライものです。

便秘の原因は、大腸の働きが悪くなっていること。大腸がしっかりと働けば、便秘は解消されます。

大腸の働きをよくするには、直接刺激を与える方法があります。大腸を伸ばしたり、押したりすることで刺激を与える方法です。

大腸を刺激するときは、順番が大切。大腸は小腸に近いほうから、上行結腸、横行結腸、下行結腸と呼ばれています。

「上行結腸→横行結腸→下行結腸」と順番に刺激すれば、大腸の中で溜まっている便が、出口である肛門へと押し進められていくのです。

骨盤のゆがみも原因に

骨盤のゆがみも便秘の原因のひとつ。骨盤がゆがんでいると、その周辺にある筋肉が緊張してしまいます。

大腸は、骨盤の周りを大きく回っていますから、骨盤の周りにある筋肉が緊張していると、大腸の働きにも悪い影響を与えるのです。

骨盤のゆがみを整えることも、便秘解消には大切なことなのです。

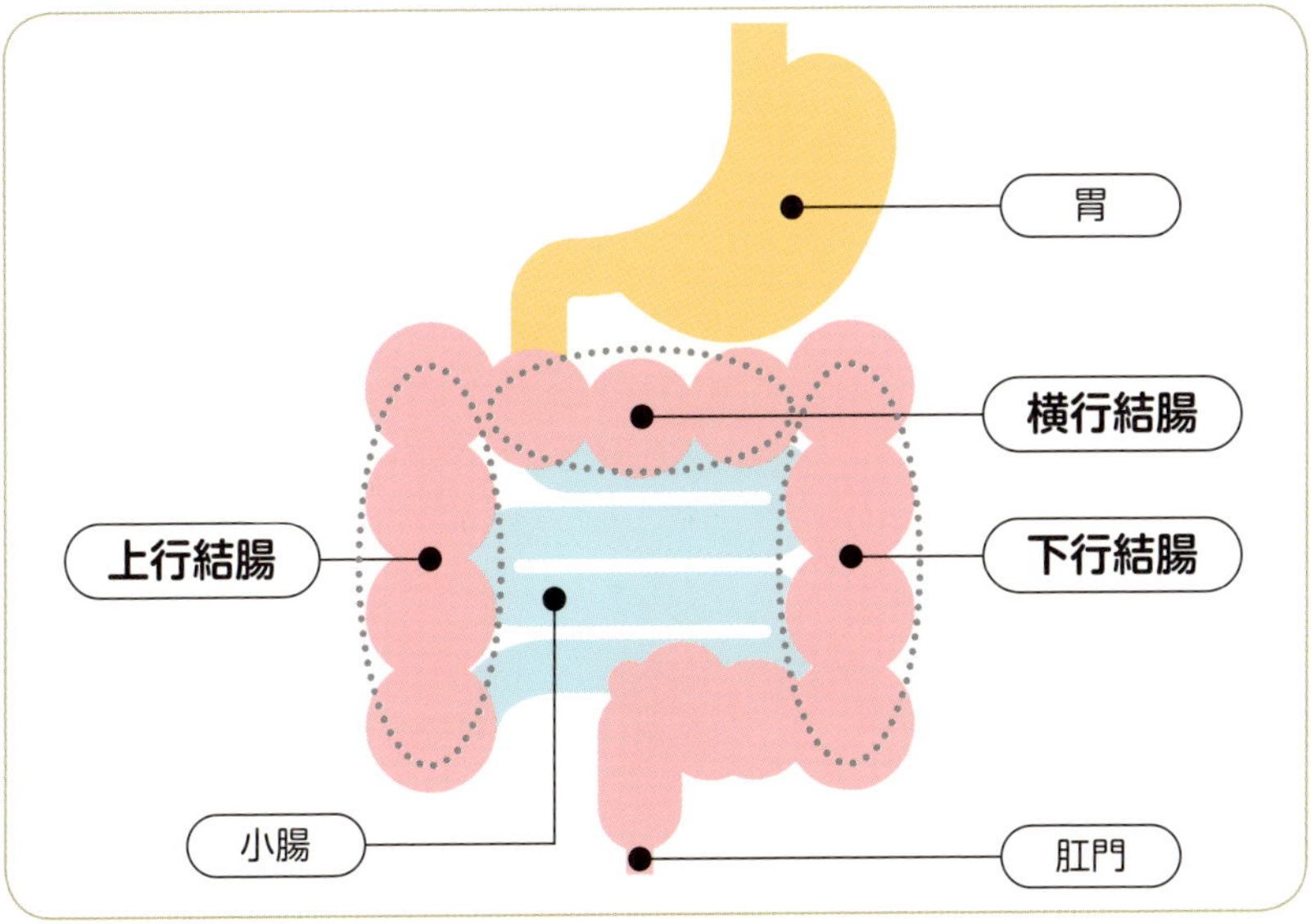

リズミカルな生活を

便秘を解消するには、リズミカルな生活を送ることも大切です。基本的には、同じ時間に寝て、同じ時間に起きること。規則正しい生活が、毎日決まった時間帯に排便するリズムを作ります。

また、「トイレに行きたい」と思ったときは我慢しないでください。我慢することがたびたびあると、便が硬くなって、さらに出なくなるからです。

排便は、食べ物を消化した後の「残りカス」だけでなく、筋肉を使ってできた「乳酸」や、余分な脂肪の「ぜい肉」などの老廃物を出す行為です。

カラダのさまざまなこりや痛みを消し、美しいプロポーションを手に入れるには、便秘解消は欠かせません。

便秘

1

四つんばいの状態から左ひざを曲げて前に出し、
右脚を後ろに伸ばす。
両手でカラダを支えながらお尻を左右に揺する

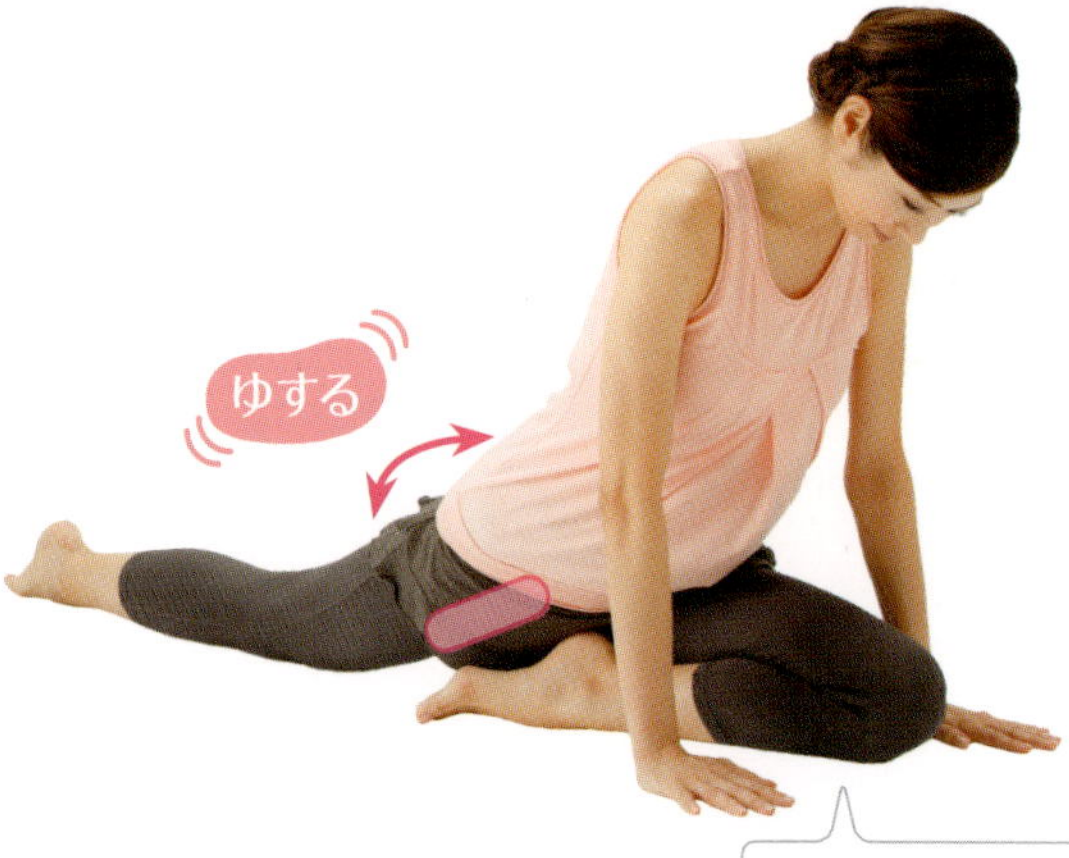

右側にある大腸（上行結腸）を伸ばして刺激するイメージで揺する

2

左側にお尻を下ろし、右手を腰に当て、
おへそを左側に向けるように深くねじる

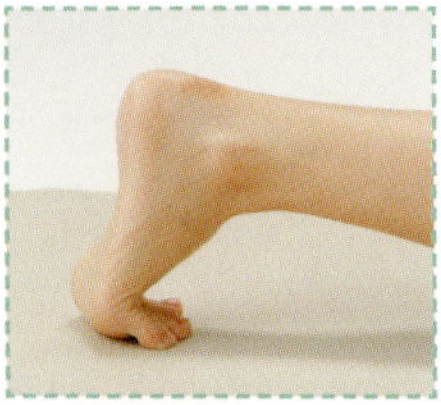

つま先を立てると、より強い刺激になる

大腸の右側（上行結腸）と上側（横行結腸）を刺激するイメージでねじる

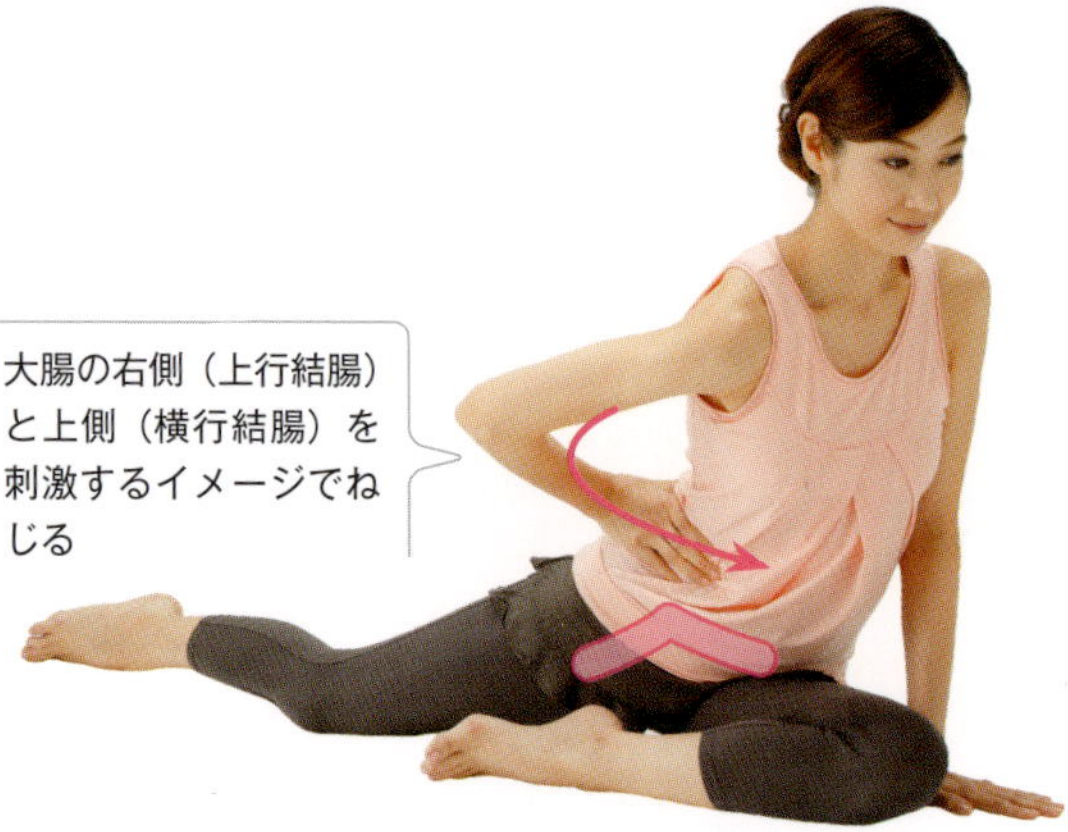

顔を上げて行うと、さらに大腸が刺激される

3 両手を床につけ、カラダを起こして腰を反らせ、左右にお尻を揺する

右側にある大腸（上行結腸）を引っ張って伸ばしていくイメージで

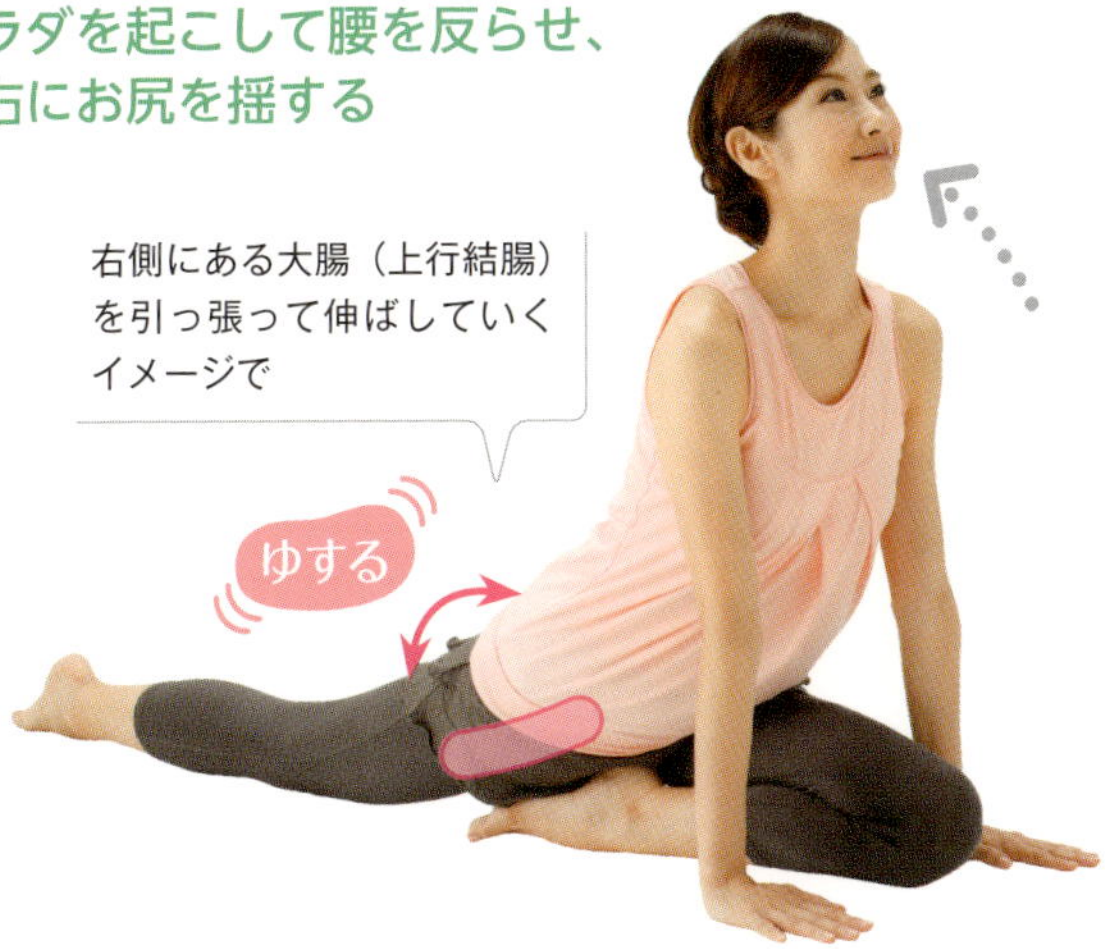

4 反対側（1～3参照：下行結腸の刺激）も同様に行う

5 自分のペースで、右と左（1～4）を何セットか繰り返して行う

6 正座になり、両手を重ねて下腹部に当てる

7 手のひらで下腹部を圧迫しながら、背中を丸めずに前に倒れる

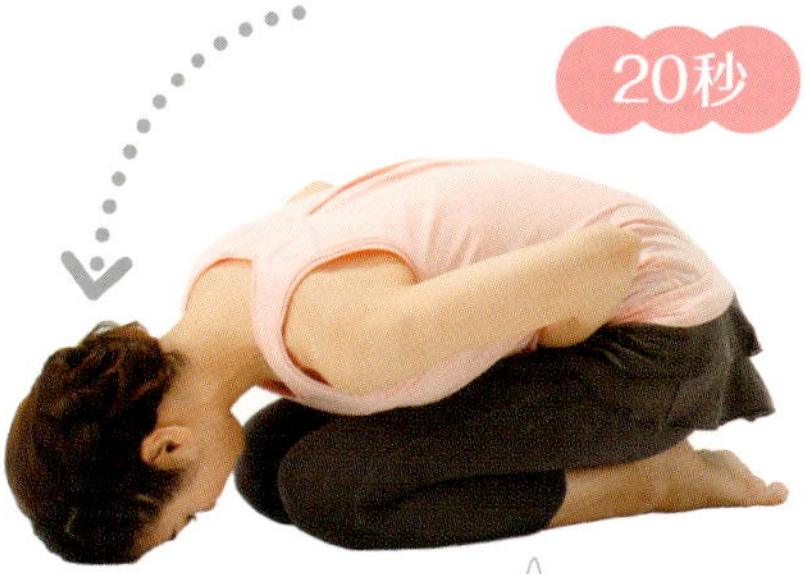

手のひらで、お腹の奥にある大腸を圧迫して刺激するイメージで

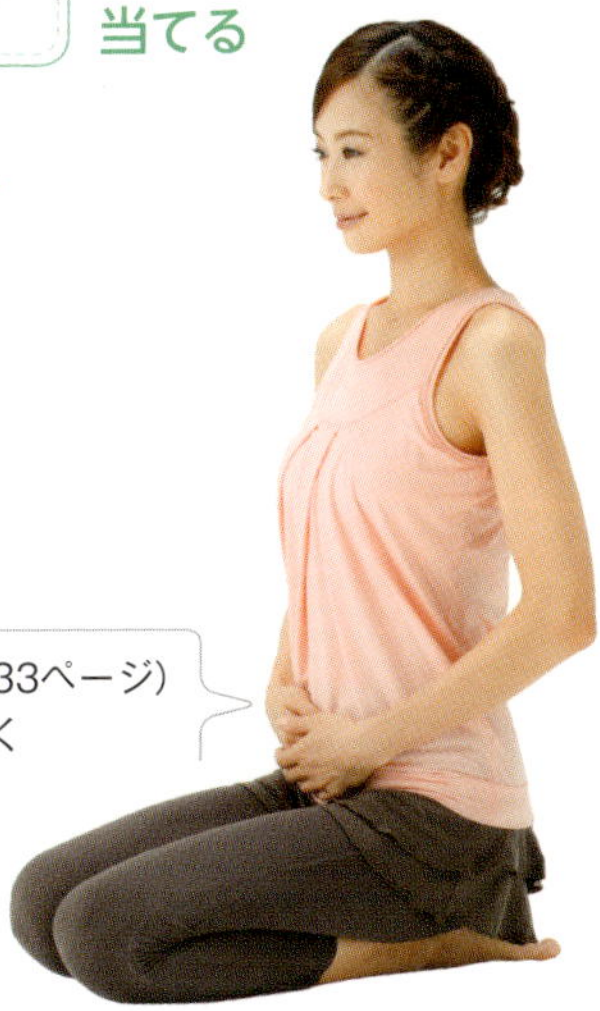

丹田（→33ページ）に手を置く

手足が冷たい人は、手先、足先の血行が悪いだけでなく、呼吸も浅い

冷え症

深い呼吸が体温を上げます

「冬は手袋が必須」「夏場でさえ靴下が欠かせない」――こんな方は、「いつも手足が冷たいのを、なんとかしたい！」と大きな悩みをお持ちのはず。

冷え症で悩んでいる人は、カラダ全体の血液の流れが滞っています。たとえ平熱が低くなくても、手先や足先など、カラダの端まで温かい血液を流すことができません。

カラダの中でたくさんの熱を発生させる部分は筋肉です。だから、体温を上げるには筋肉に活発に働いてもらうことが大切。でも冷え症の人は、筋肉が少なかったり、筋肉を効率よく働かせていないのです。

筋肉に効率よく働いてもらうときに、重要なのは〝呼吸〟です。深い呼吸は、酸素を多く取り入れますから、筋肉が効率的に働き、体温が上昇するのです。

でも、冷え症の人には、呼吸が浅い人が少なくありません。しっかりと吸い、しっかりと吐く呼吸ができるようになれば、体温が高くなり、冷え症が改善されます。

そのためには、鼻呼吸の練習がオススメ。「吸う→吐く→吸う→吐く……」とリズミカルに、鼻呼吸の練習をしましょう。

手を振って手先まで血液を送ろう

手や指先が冷たくなる人は、腕や手の血管が詰まっています。温かい血液の通り道が詰まっていて、スムーズに手先まで流れていかないから、手や指が冷えてしまうのです。

また、老廃物を回収するリンパ管の流れも悪くなっています。

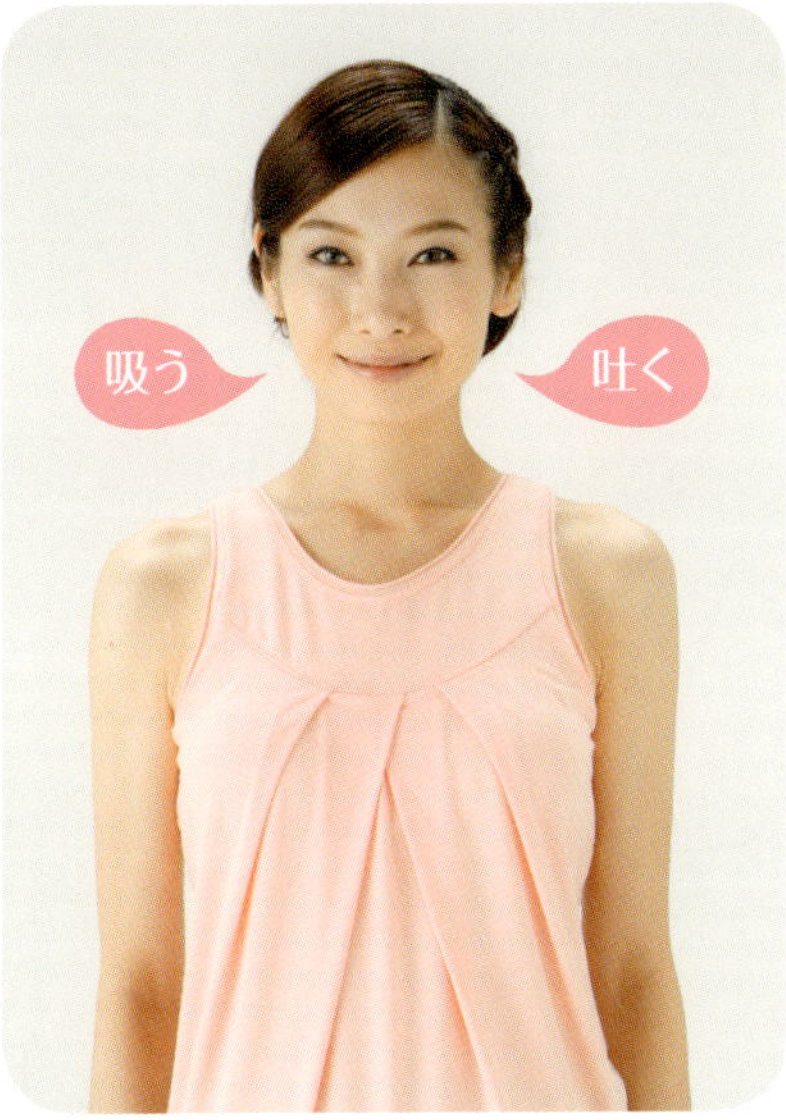

これらを解決するには、振り子のように大きく手を振ること。歩くときに、しっかりと大きく手を振れば、遠心力の力で、血管の詰まりをとって指まで血液が流れます。また、リンパ管の詰まりもとれて、老廃物を回収できるようになります。

もちろん、腕の筋肉を使うので、腕の血行もよくなります。

気づいたときに、大きく手を振って、「手先まで血液を流す」感覚で歩きましょう。

ふくらはぎが足先へのポンプ

足先が冷たくなる人は、ふくらはぎの筋肉がしっかりと働いていません。

じつは、ふくらはぎは、足先へ血液を送るポンプの役割があります。このふくらはぎの筋肉がサボっていると、足の指先は冷たくなってしまうのです。

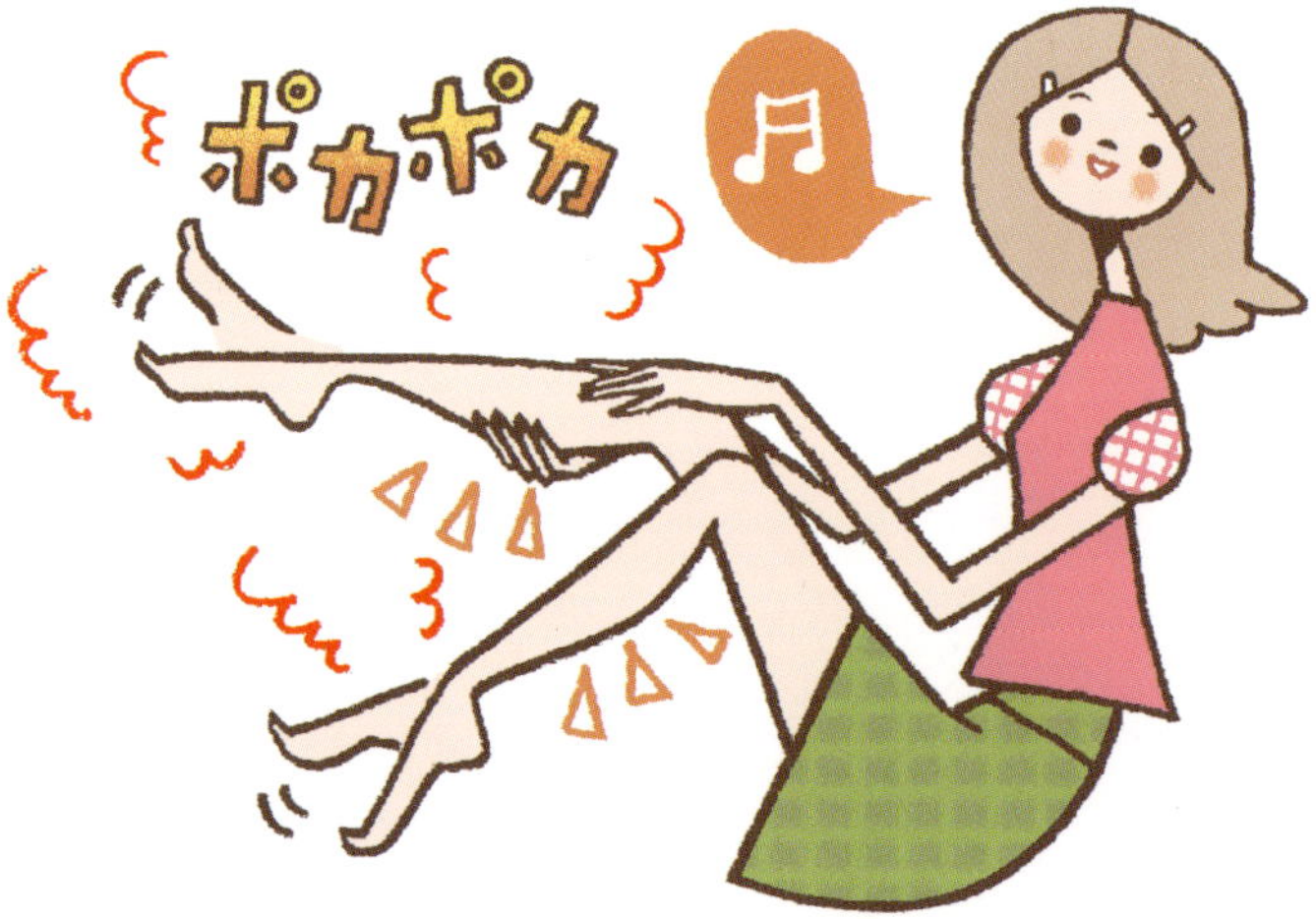

ふくらはぎがポンプの役割

ふくらはぎの筋肉をしっかりと働かせることが、足の冷え症を解消するのに有効なのです。

足首や足の指を直接刺激する

足首や足の指の関節を柔らかくすれば、温かい血液が足の指先まで流れて、冷え症が改善されます。

また、足首や足の指には、冷え症に効くツボや経絡があります。

それらを刺激すると、冷え症が解消していきます。

また、このツボや経絡は、生理痛や生理不順などにも効果が高いツボですから、症状で悩んでいる人にもオススメです。

なお、42ページから紹介する3つの正座のうち、とくに足のツメを床につけて座る正座は、痛くてなかなかできないと思います。ムリせず加減して行いましょう。

この整体が効きます！

DVD 4

冷え症

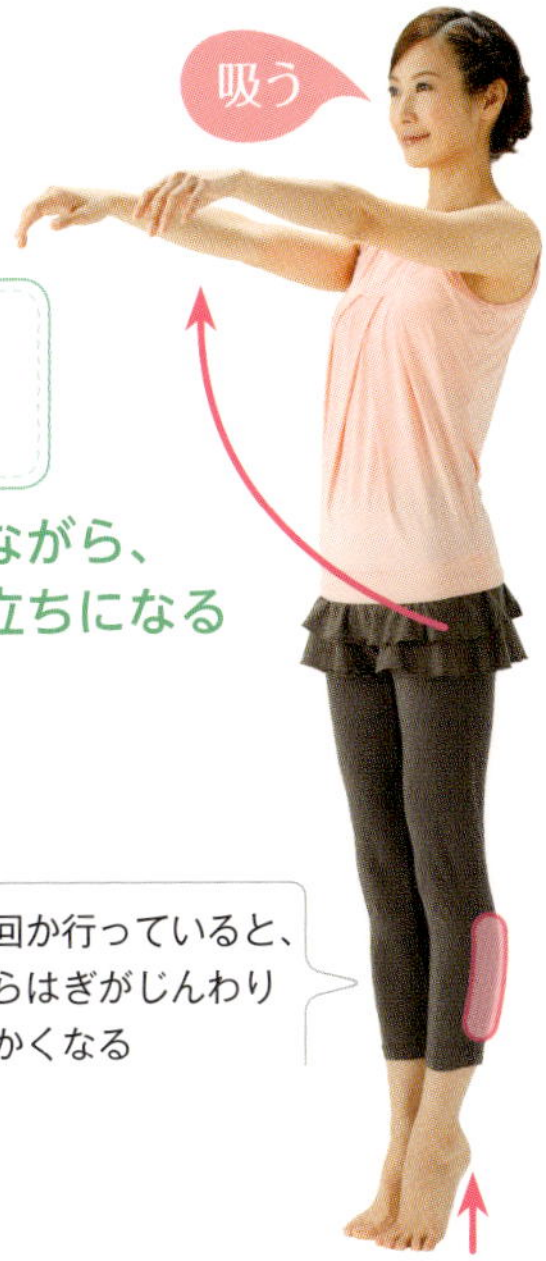

手を前に振ったときは、鼻から息を吸う

何十回か行っていると、ふくらはぎがじんわりと温かくなる

1 3 両手を前に振りながら、両足ともつま先立ちになる

1分

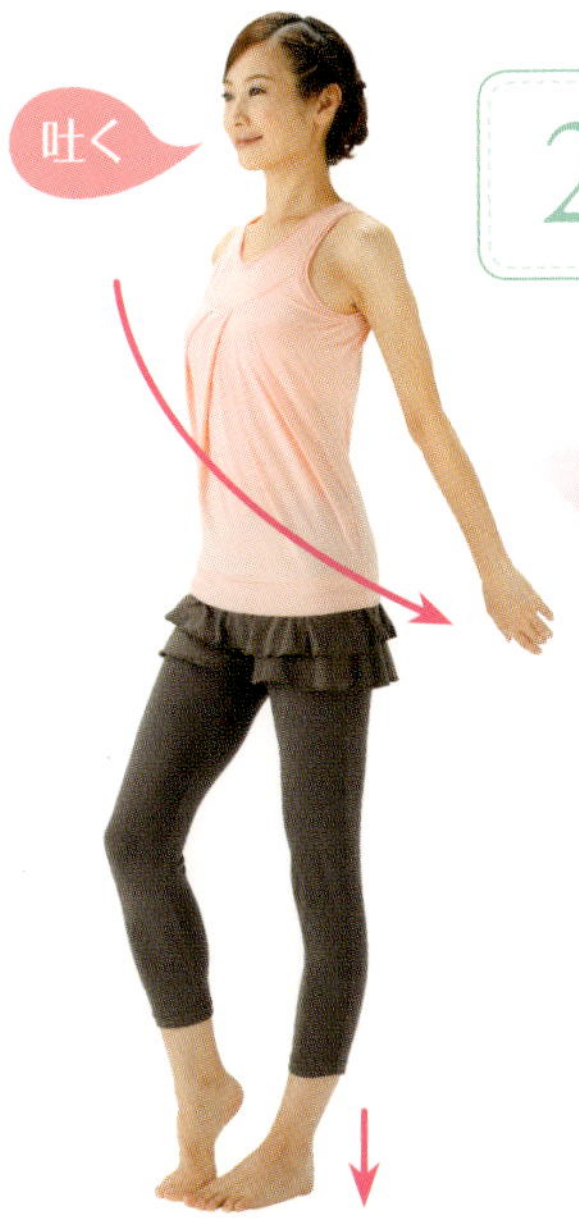

両手を後ろに振ったときは、鼻から息を吐く

2 両手を後ろに振りながら、左のかかとだけを下ろす

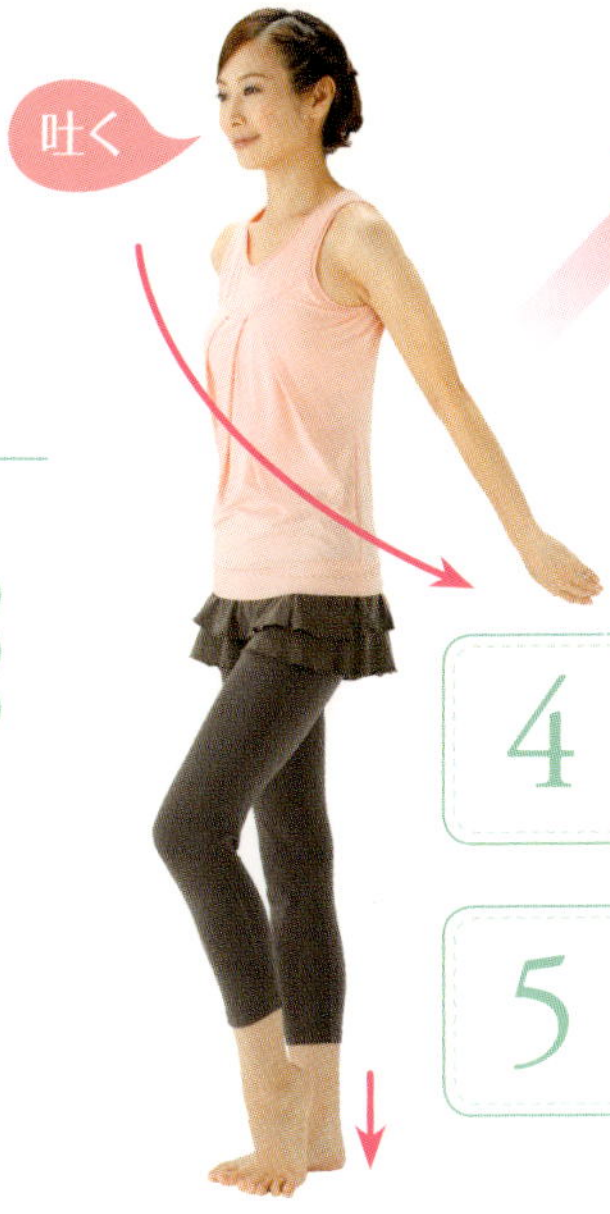

4 両手を後ろに振りながら、逆の右のかかとだけを下ろす

5 交互（1～4）に1分間、繰り返す

ひとこと

ふくらはぎの筋肉が温かくなるまで行うと、足先へ血液が回る。また、両手を何度も振ると指先へ血液が回る

つづく

つづき

6 ひざを大きく開いて、つま先立ちでしゃがむ。手をひざの上に置き、上下にバウンドする

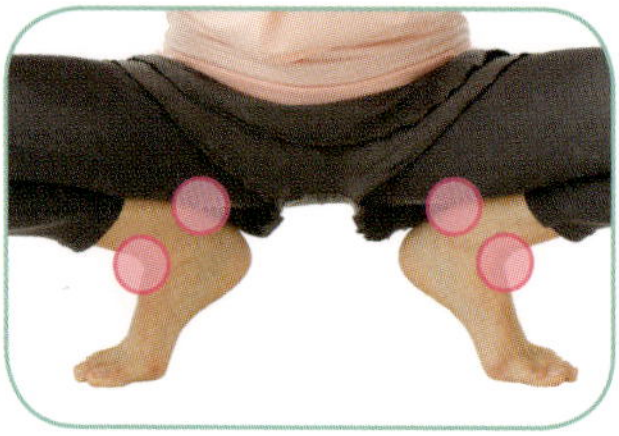

足首の前側とアキレス腱が刺激されるように

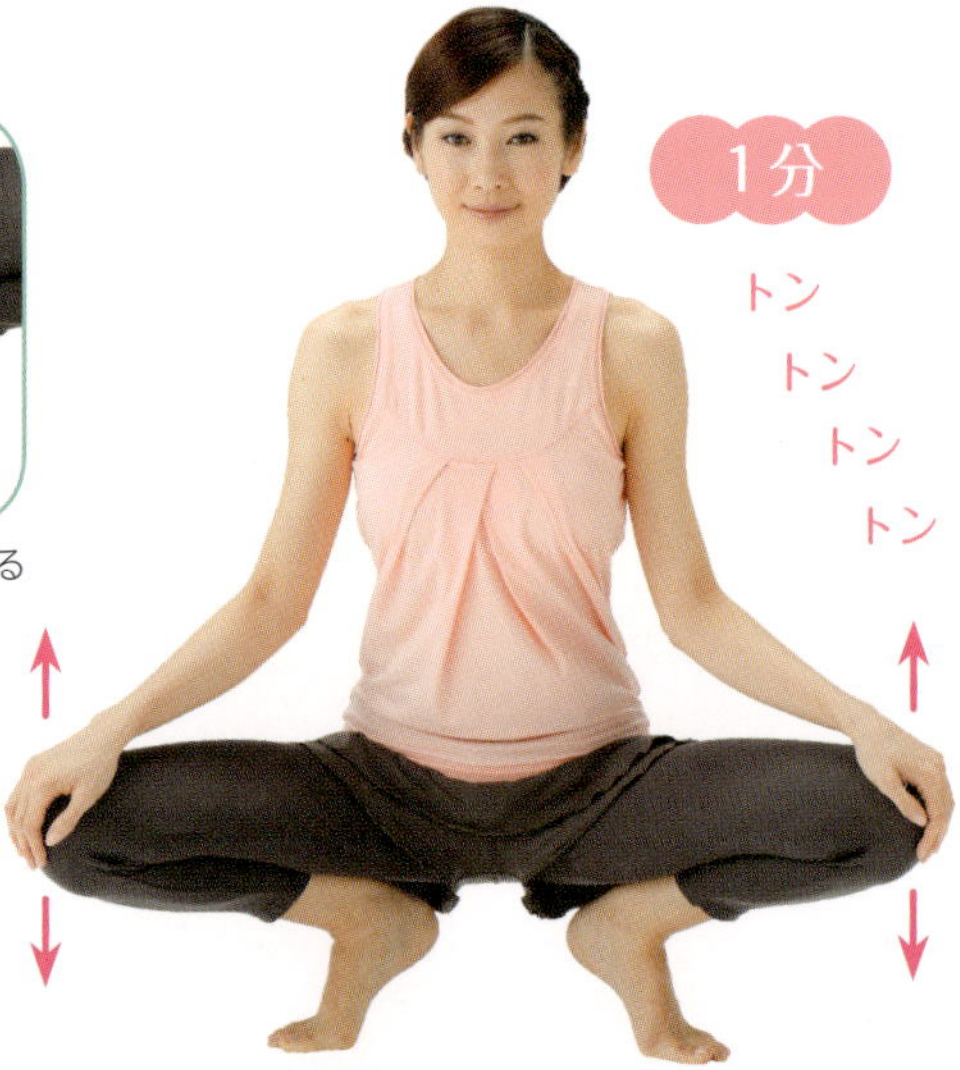

ひざを最大限、開いて「トン、トン、トン、トン」とバウンド

7 両足のつま先を立て、足を揃えて正座する

硬 痛くならない程度に

柔 お尻のほうに体重をかけるとより効く

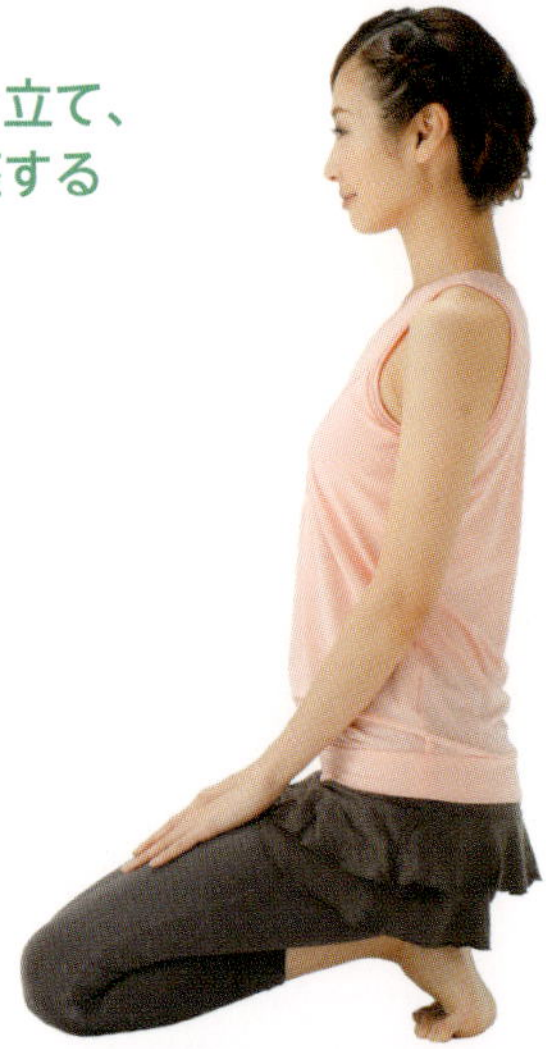

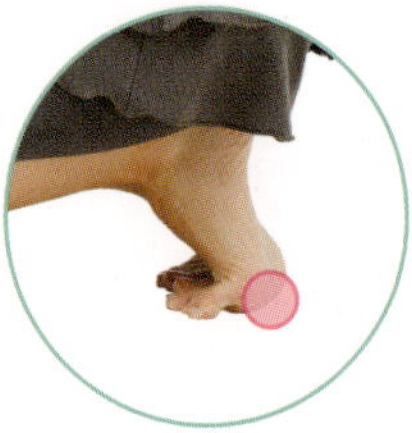

足の指に刺激を与えるように

8 足の指のツメを床につけ、足を揃えて正座する

硬 痛くならない程度に

柔 お尻のほうに体重をかけるとより効く

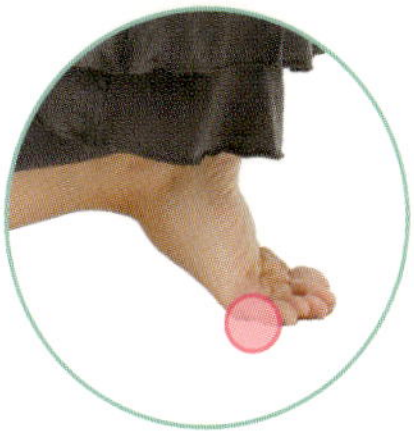

足の指に刺激を与えるように

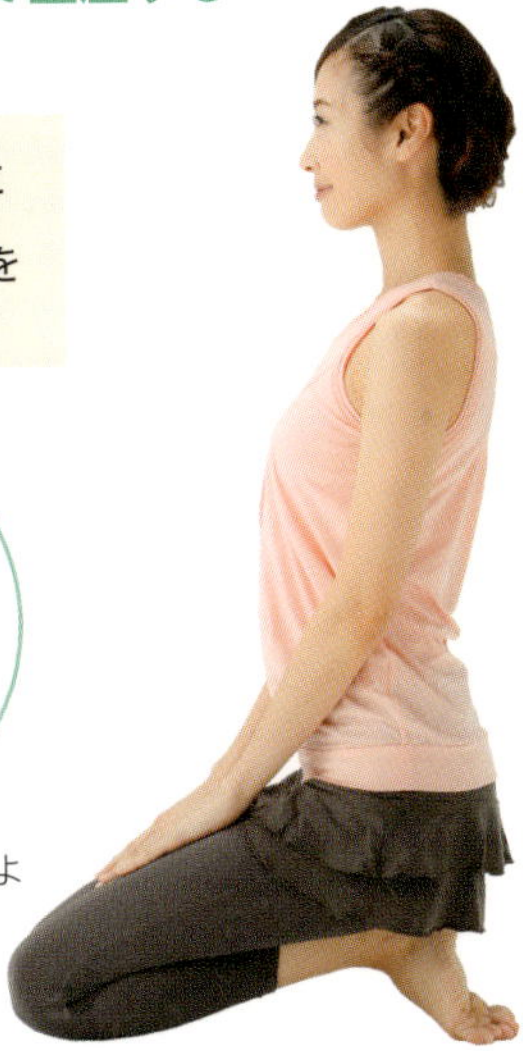

9 両手でかかとを寄せてくっつけ、その上にお尻を下ろして正座する

柔 足の甲を床につける

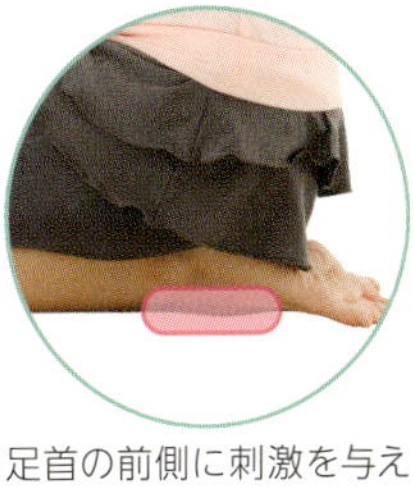

足首の前側に刺激を与えるように

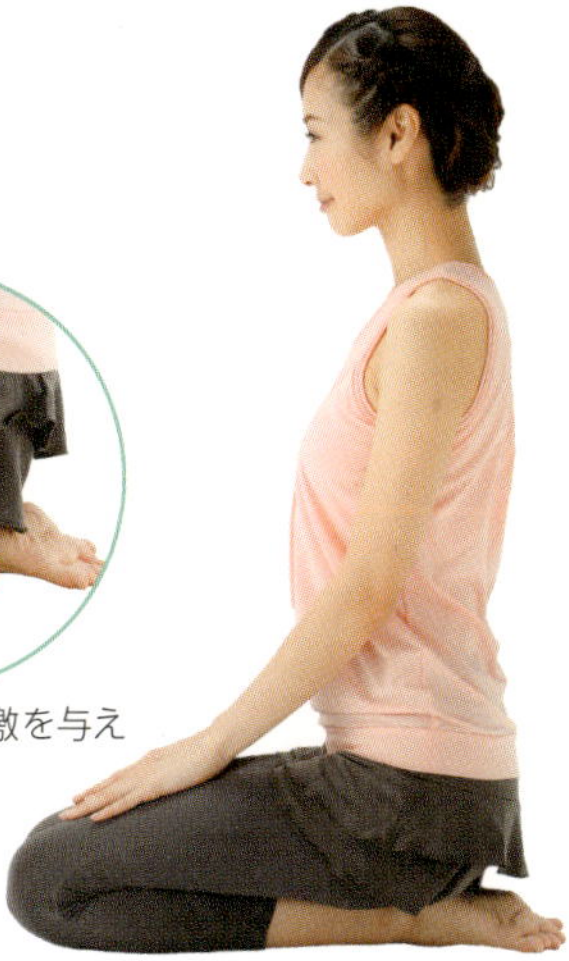

目の疲れ、視力回復

目に効くツボを刺激して、目の疲れをとり、視力を回復

目に効くツボを刺激しよう

午前中はっきり見えていたモノが、夕方や夜になるとぼやけるってことは、よくありますね。

それは、昼間たくさん目を使って目が疲れたことが原因です。近いモノを見たり、遠いモノを見るのは、視力を調整する筋肉の働きによるもの。それが疲れてしまったので、調整が効かなくなって、ぼやけて見えるのです。

そんなときに、有効なツボがあります。

手の親指の付け根近くにあるツボ、ひじにあるツボ、腕にあるツボ、そして、首の後ろ側にあるツボなどです。

これらのツボの刺激は、目の疲れをとったり、視力を回復させるのにとても効果があります。

とくに、首の後ろ側にあるツボを押すと、目の奥のほうがジーンとするはず。「目が疲れたな～」と感じたときは、ツボを刺激しましょう。

また、肩甲骨の内側にも、目の疲れをとるツボがありますから、肩甲骨の周辺をほぐすことも、目を元気にしてくれます。

目の乾燥には、自分の涙を

目が乾燥したときは、目薬を差すよりもオススメの方法があります。

それは自分の涙で潤すこと。目をギューッと

つむって、涙腺を刺激しましょう。涙は、目薬よりも効果が高く、そして目にやさしい自然のお薬です。

また、目をつむることで、疲れて前方に出てきた眼球を元の正しい位置に押し戻してくれます。

ちなみに、メガネやコンタクトをしている人は、できるだけ裸眼の時間を長くしましょう。裸眼でいると、目の緊張がほぐれて、視力を調整する筋肉もリラックスできるからです。

次ページからの自力整体で刺激する部分

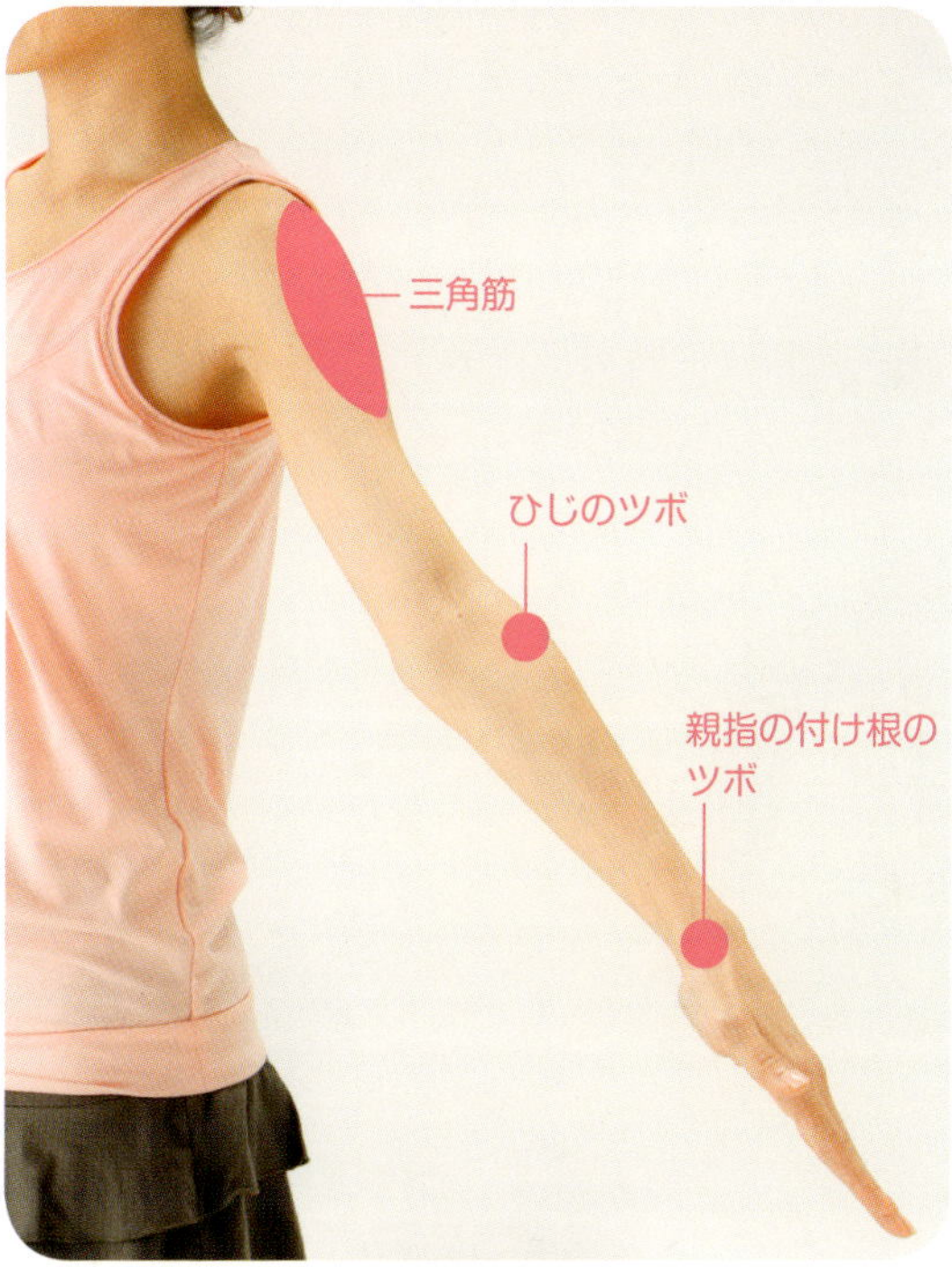

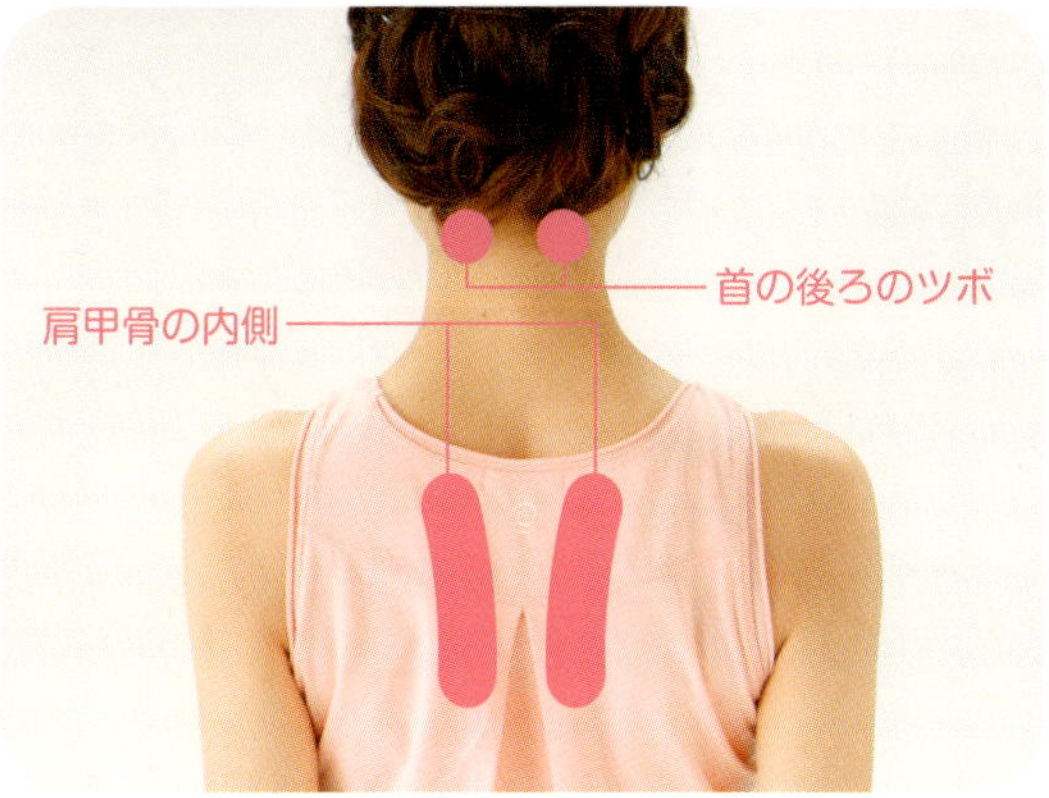

この整体が
効きます！

DVD
5

目の疲れ、視力回復

1　**ひざを少し開いてイスに浅めに座り、左手の親指を右手でつかむ**

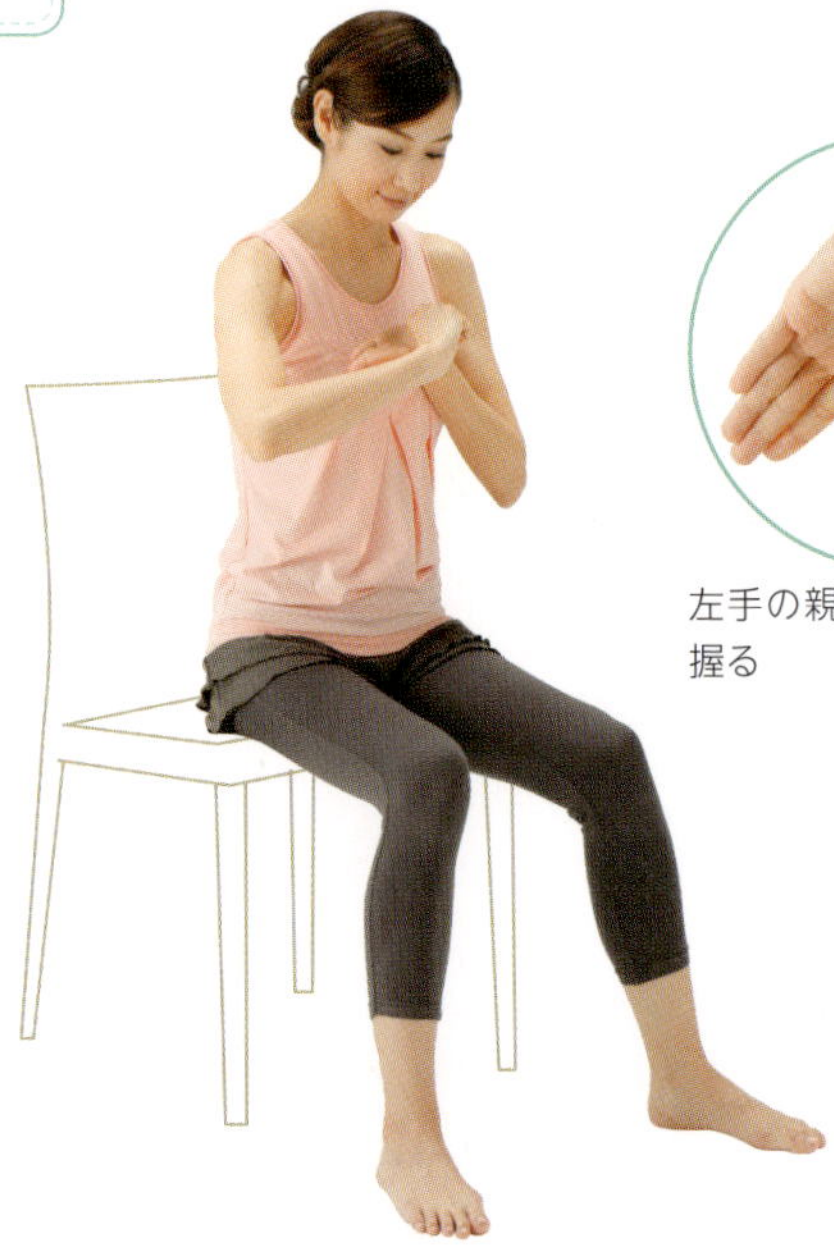

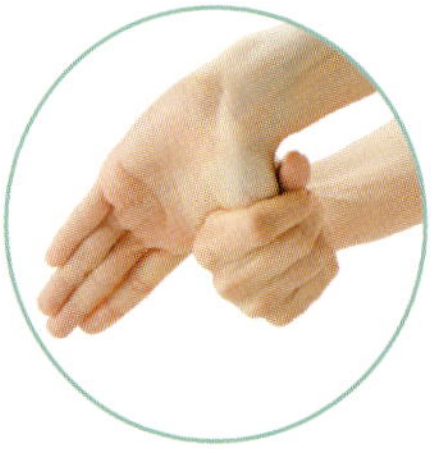

左手の親指の付け根まで握る

2　**左手の親指の付け根を反らせながら、左腕を前に伸ばす。目を強く閉じる**

親指の付け根にあるツボを刺激するように

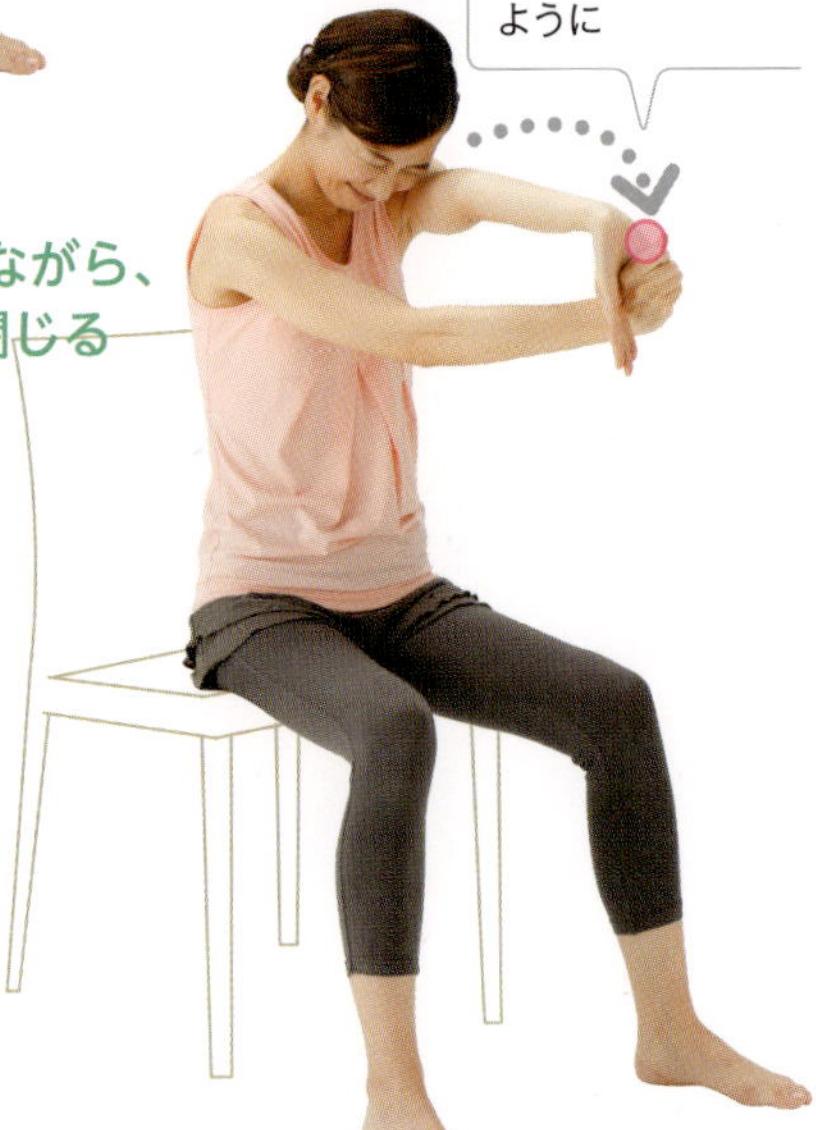

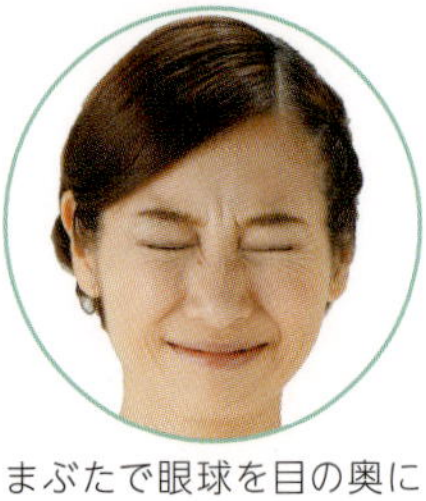

まぶたで眼球を目の奥に押し込むようにギュッとつむる

3 親指を反らせたまま、左腕を右の方向に引っ張る。目はゆるめる

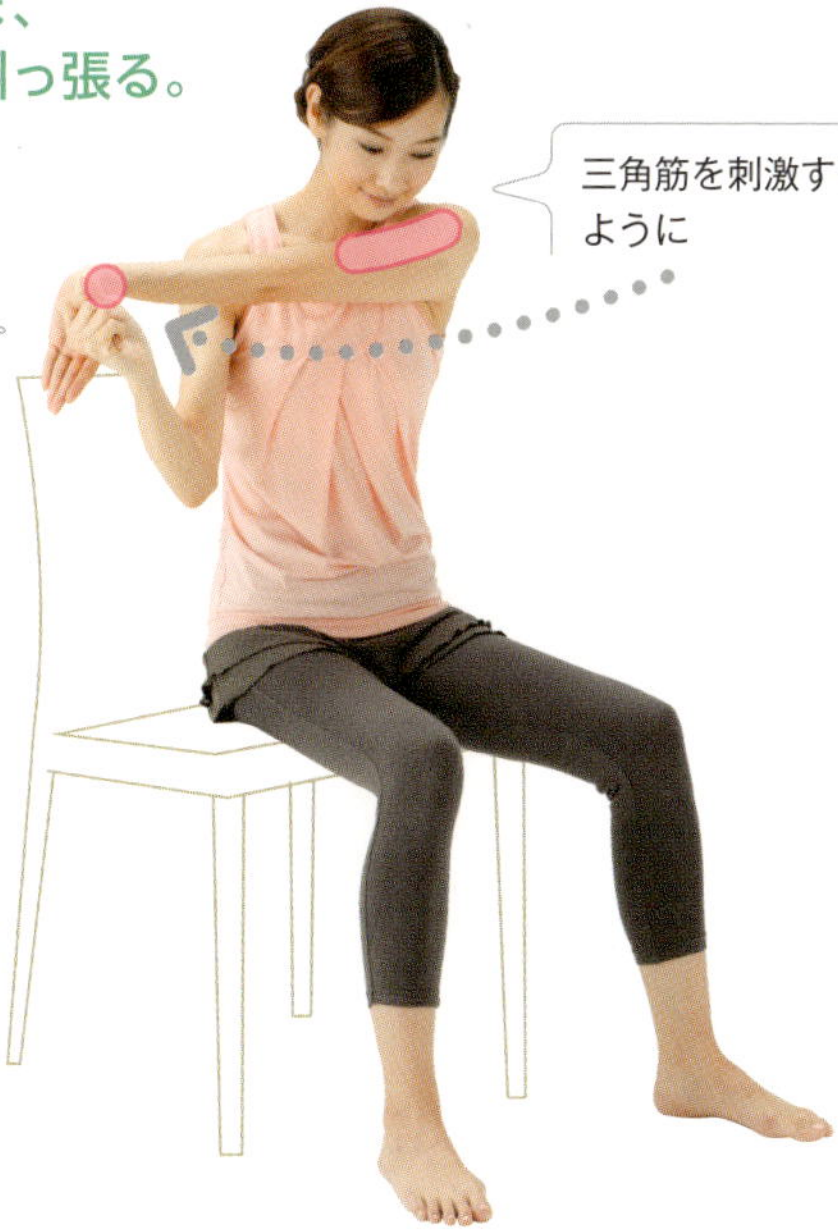
三角筋を刺激するように
親指の付け根にあるツボを刺激するように

4 左ひじの内側を右ももに当て、カラダの重みをかけながら、ひじを圧迫する

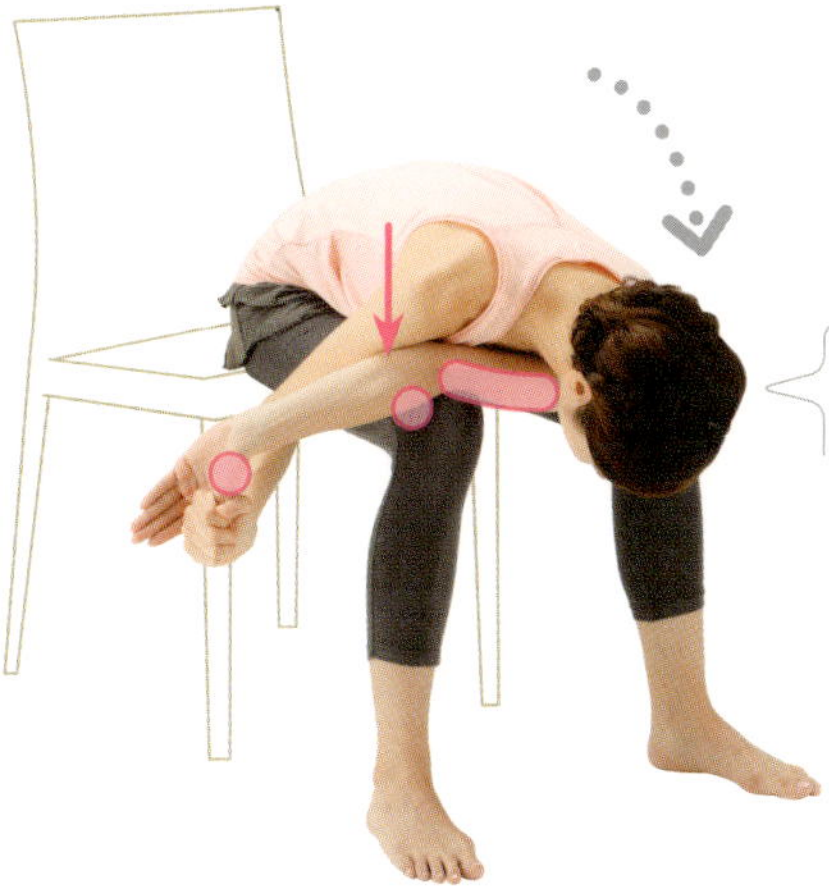
三角筋やひじのツボを刺激するように体重をかける

つづく

5 左肩と頭を できるだけ床に近づけるように下げてから、上半身を軽く揺する

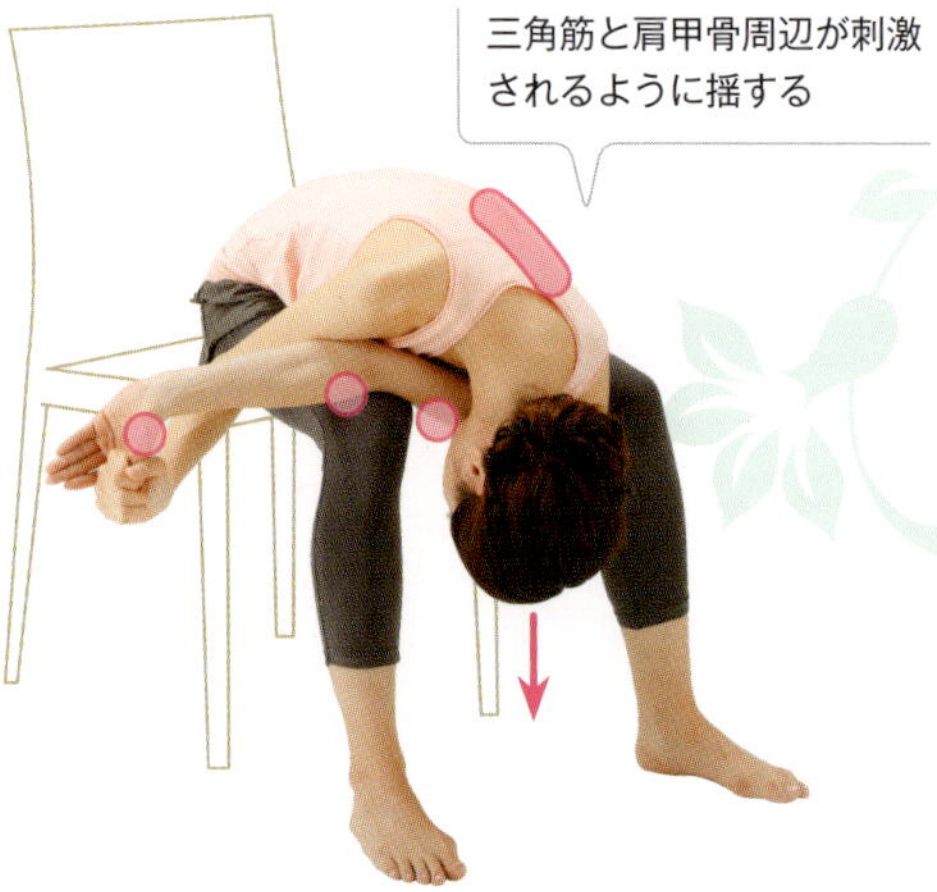
三角筋と肩甲骨周辺が刺激
されるように揺する

つづき

6 右手を離して左ももの上に置く

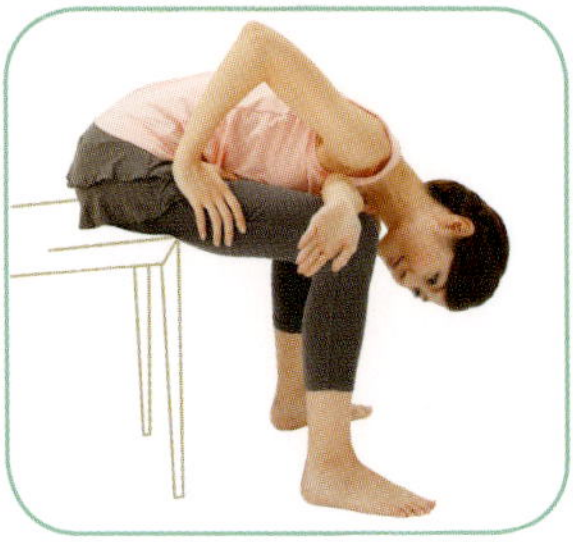

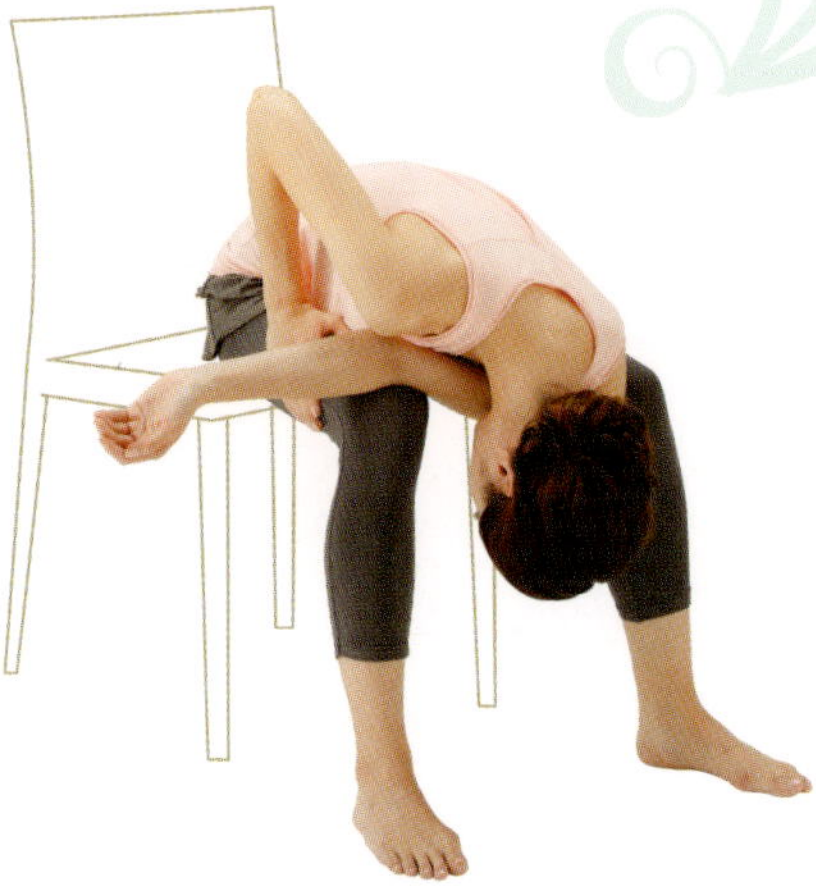

血液の流れを感じるように
深呼吸する

7 右手で太ももを押し、左腕を脱力しながらゆっくりとカラダを起こす

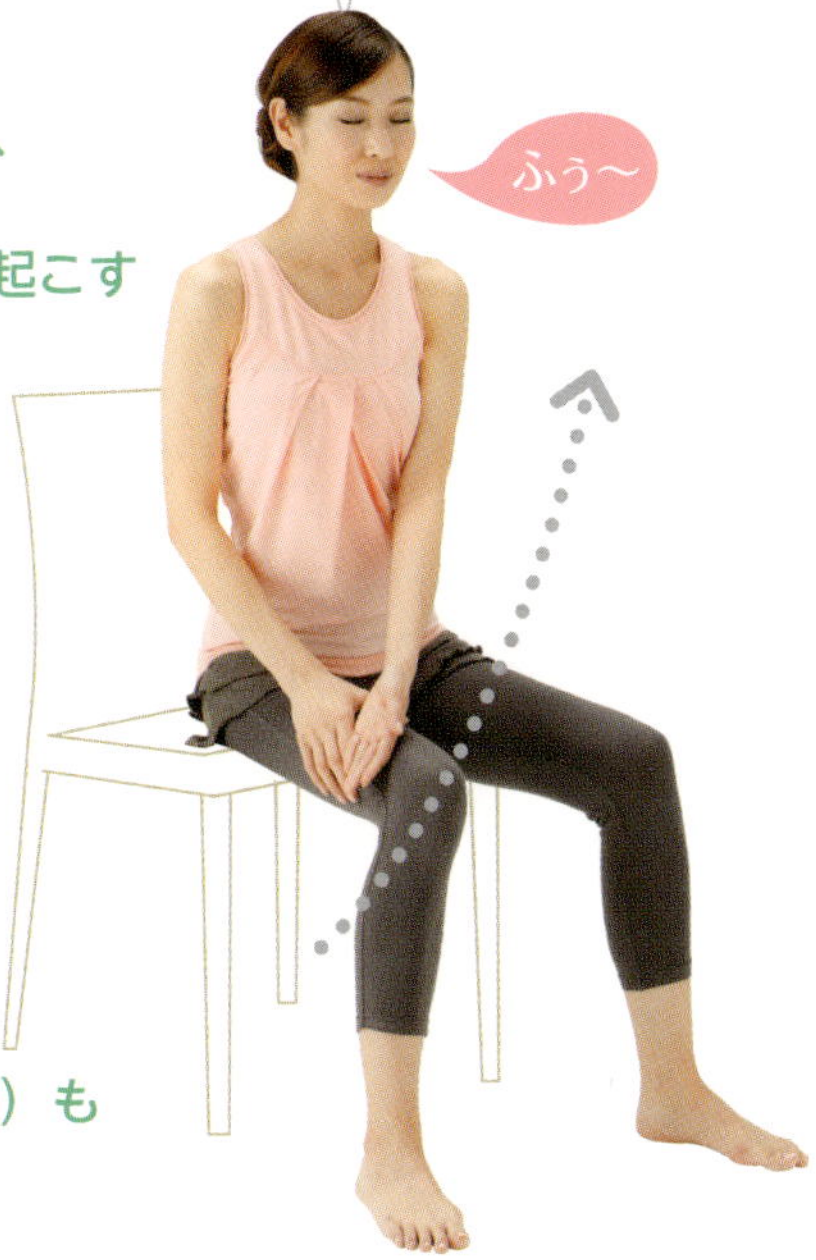

8 反対側（1〜7参照）も同様に行う

9 耳たぶの後ろにあるツボに親指の指先を当てる。顔を上に向け、下から上に向かって10秒くらい指圧する

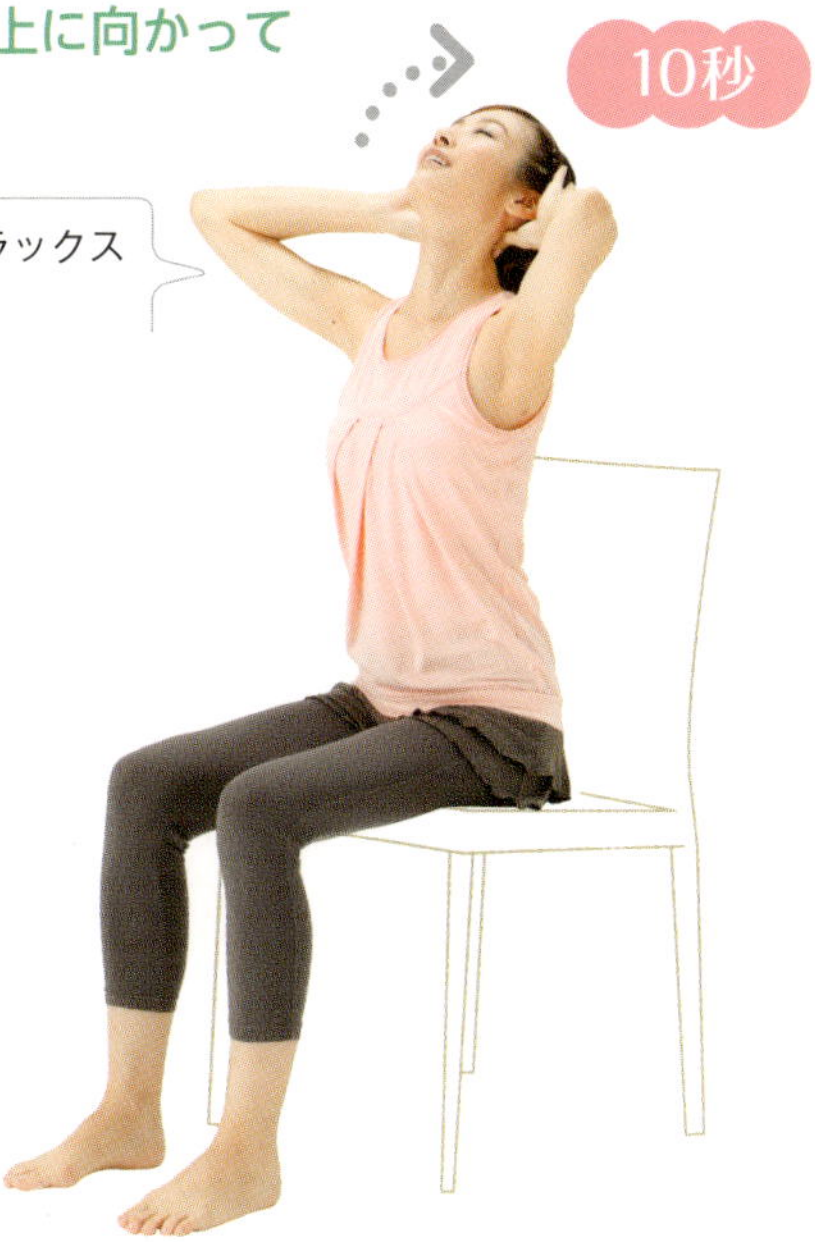

口も開けてリラックス
しながら行う

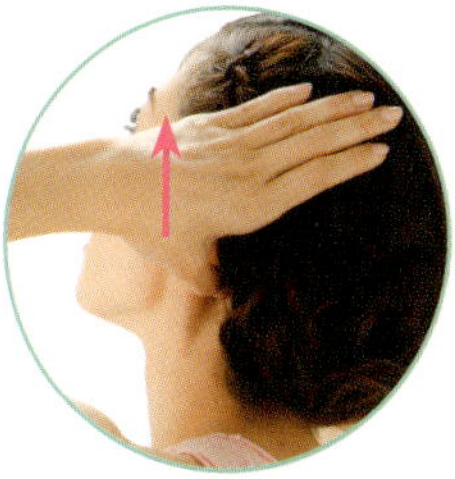

耳たぶの後ろの骨の下にあるツボを、下から上に向かってギュ〜ッと押す

生理のトラブルの原因は、骨盤の開閉力の低下

生理痛、生理不順、不妊症

生理の問題は骨盤の開閉力

生理痛や生理不順、ＰＭＳ（生理前後の精神が不安定になる症状）といった生理のトラブルには、骨盤が大きく影響しています。

骨盤は、１カ月程度の周期で、開いたり閉じたりしています。排卵期に骨盤が一番閉まり、生理の５日目くらいに骨盤が一番開きます。

この開閉は、じつは〝仙腸関節〟という関節のすき間が広がったり、狭くなったりすることで起こります。仙腸関節とは、背骨の下側にくっついている〝仙骨〟という骨と、〝骨盤〟の間にある関節のことです。

この開閉力が弱いと、つまり、しっかりと開かなかったり閉じなかったりすると痛みが出ます。これが生理痛です。

生理不順は、この骨盤の開閉のリズムが狂ったものです。

ですから、骨盤の開閉力をつけることが、生理痛や生理不順を解消することになります。

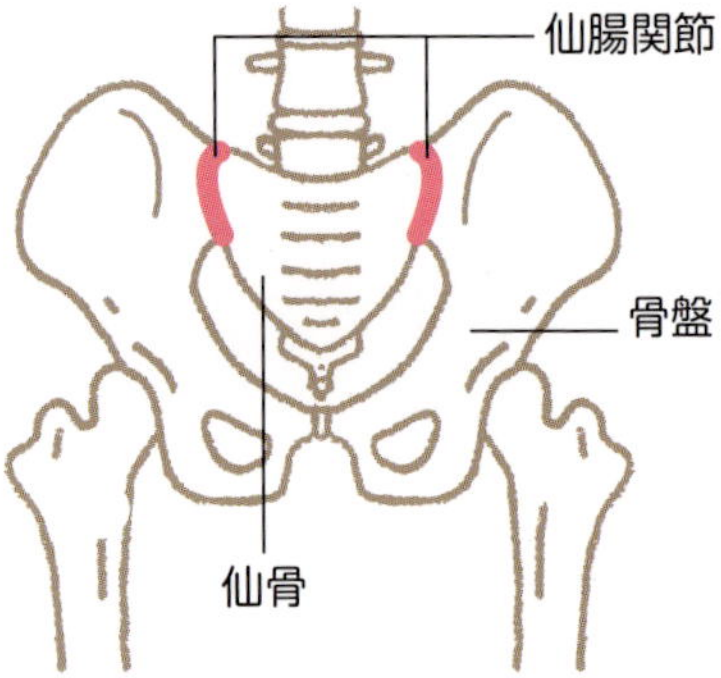

排卵期
一番「骨盤」が閉じている

しっかり開閉する骨盤

・生理前の精神は安定
・生理も定期的にくる
・生理痛もほとんどない

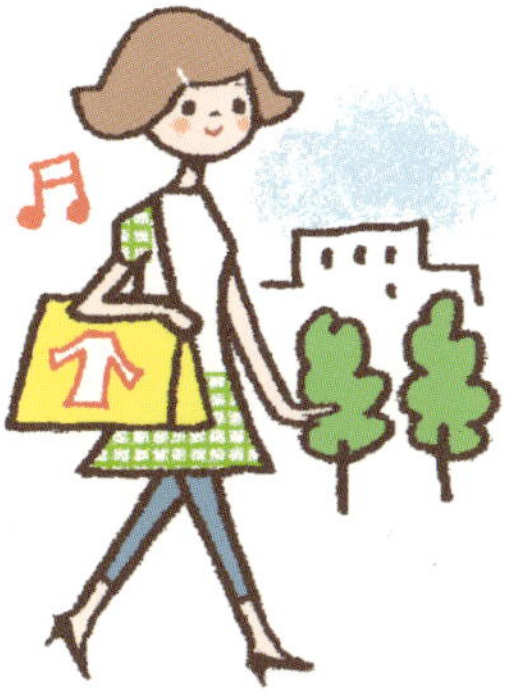

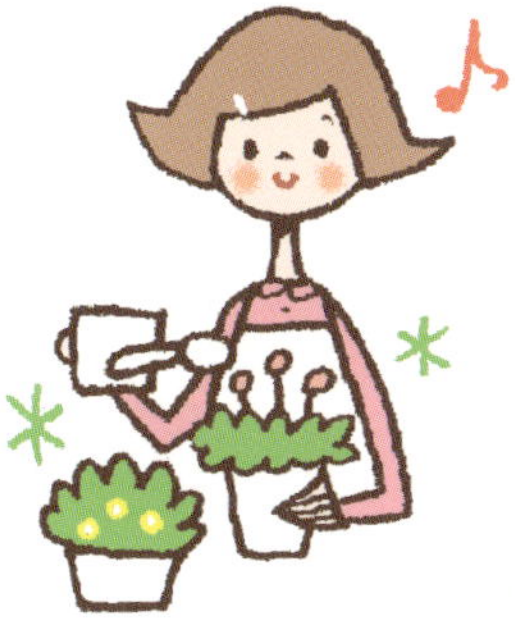

しっかり開閉しない骨盤

・生理前の精神は不安定
・生理が定期的にこない
・生理痛がひどく、寝込んでしまうことも

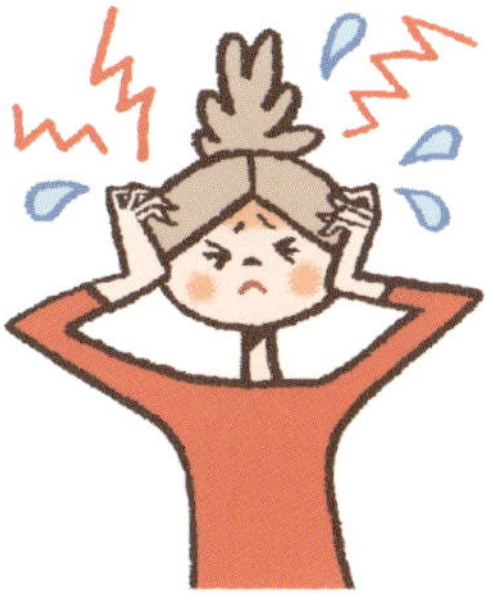

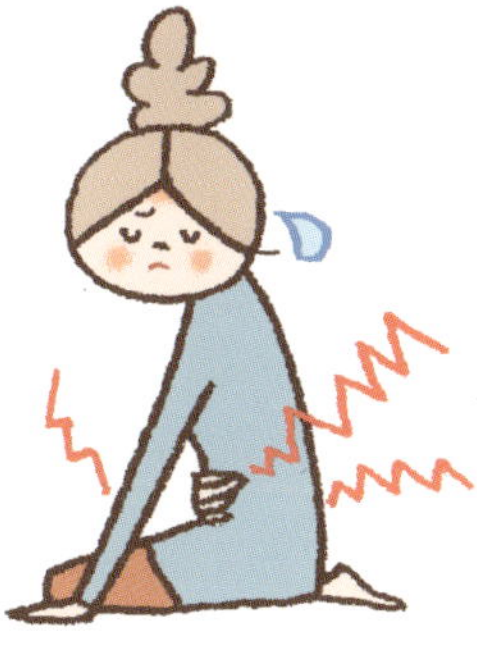

生理5日めごろ
一番「骨盤」が開いている

骨盤の左右差をなくしましょう

骨盤の開閉力が弱くなる一番の原因は、骨盤がゆがんでいること。骨盤を開こうとしても、ゆがみがジャマをして、しっかりと開くことができないからです。もちろん、閉じるときも同じで、骨盤がゆがんでいると、閉じきることができません。

ですから、骨盤をスムーズに開閉させるには、骨盤のゆがみを取り除くことが、とっても大切なのです。

骨盤のゆがみを整えて左右差をなくした〝整体〟になるには、左右の仙腸関節の開き具合を同じにすることが大切。

そのために、仙腸関節の左側をほぐしたり、右側をほぐしたりします。両方をほぐすこと、とくに開きにくかったほうの仙腸関節を、ゆっくりと時間をかけてほぐすことで、両方の骨盤が同じように開くようになり、左右差がなくなります。

卵巣や子宮にも刺激を与える

骨盤の周辺には、卵巣や子宮もあります。この2つをつないでいる管を〝卵管〟といいますが、この管の詰まりをとることも大切です。

生理の周期には、排卵する期間がありますが、卵管が詰まっていると、この周期が乱れてしまうからです。卵管の詰まりを取り除きスムーズにすれば、正しい周期で生理を迎えられるようになるのです。

また、卵管の詰まりをとれば、排卵がスムーズになりますので、妊娠しやすい健康なカラダになります。

子宮や卵巣の働きをよくすれば、女性ホルモンの分泌が活発になりますから、ＰＭＳも改善されていきます。

この整体が効きます！

DVD 6

生理痛、生理不順、不妊症

1 うつぶせになり、両手を重ねて、その上にあごを乗せ、ひざを開いて曲げる

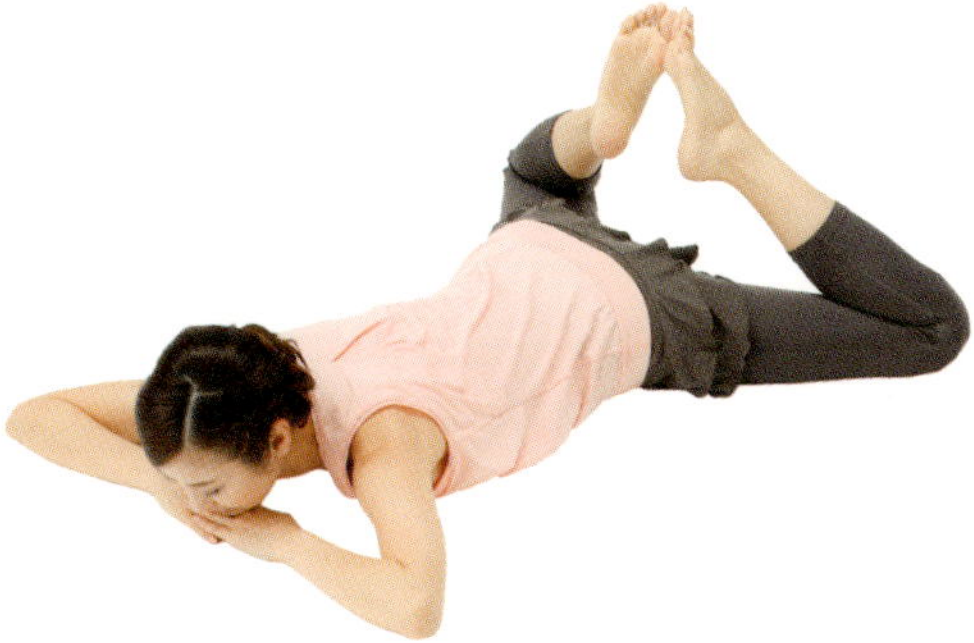

2 ひざを支点にして、振り子のように左右交互にゆっくりと脚を振る

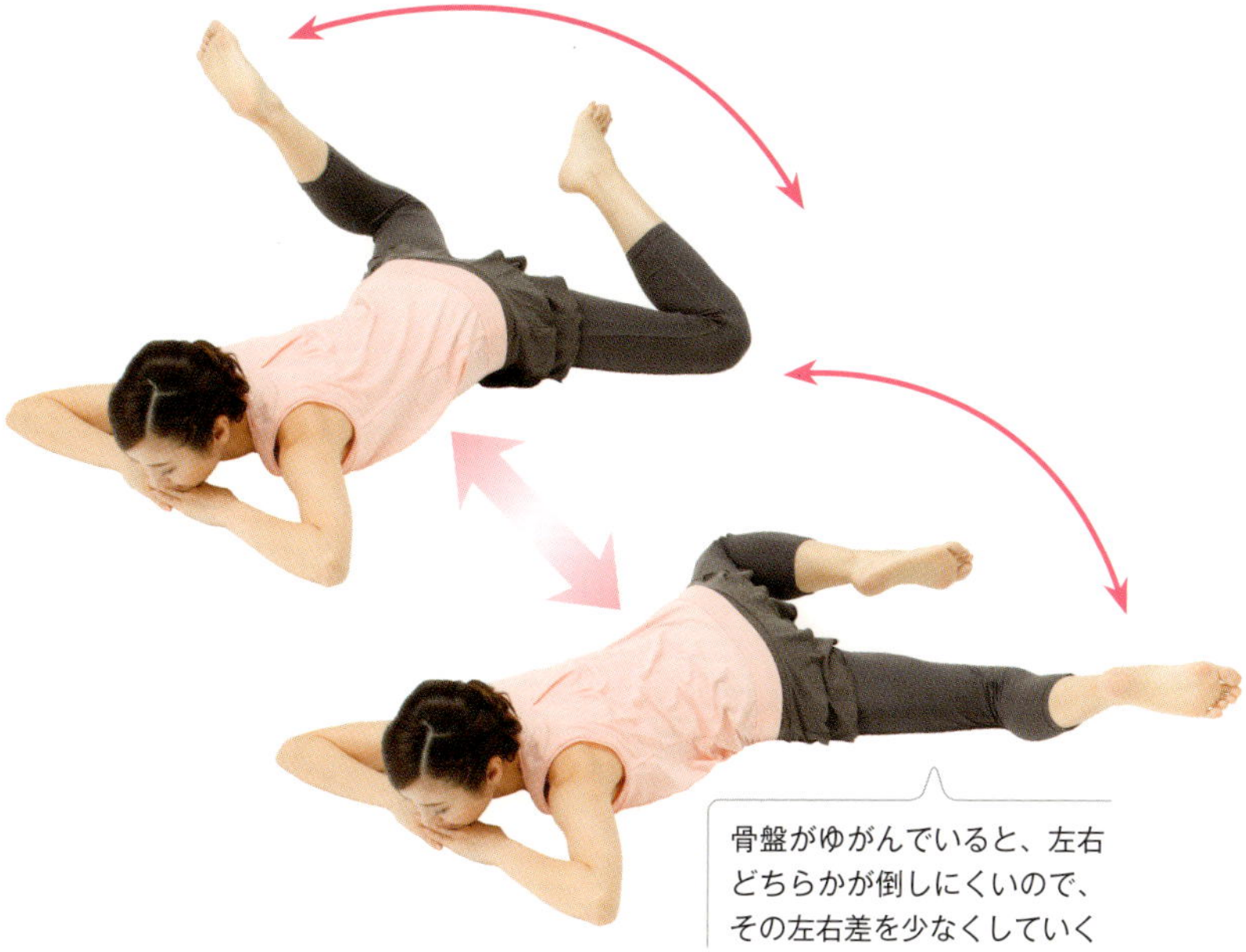

骨盤がゆがんでいると、左右どちらかが倒しにくいので、その左右差を少なくしていく

つづく

つづき

3 顔を左側に向け、脚を右に倒して、右足の小指と左足の親指を床につけて腰を揺する

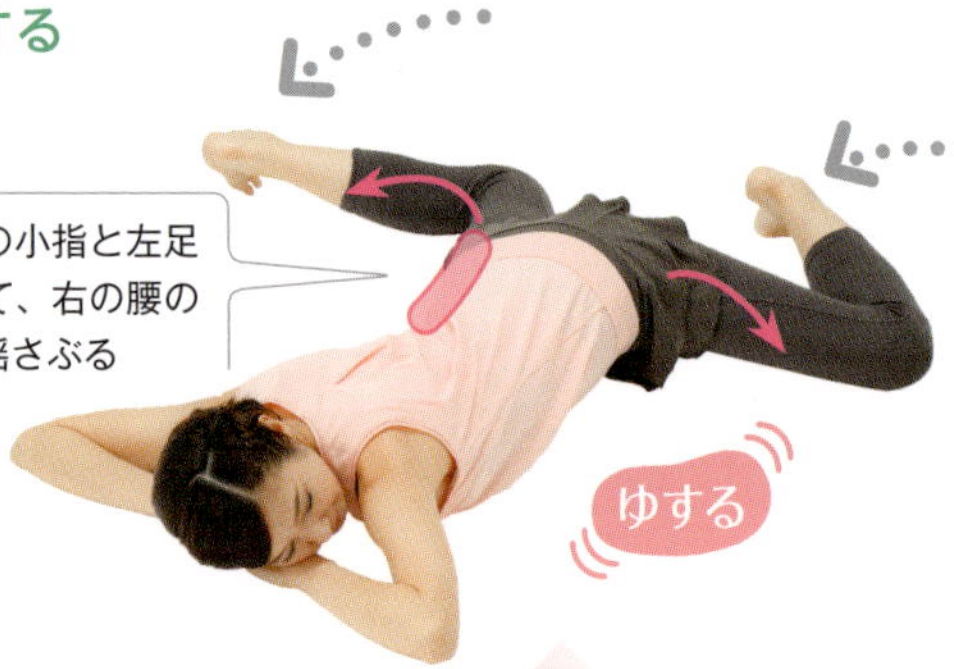

床につけた右足の小指と左足の親指を利用して、右の腰の部分を意識して揺さぶる

4 ひじをついて上半身を持ち上げ、左右のかかとをくっつけて前後に揺さぶる

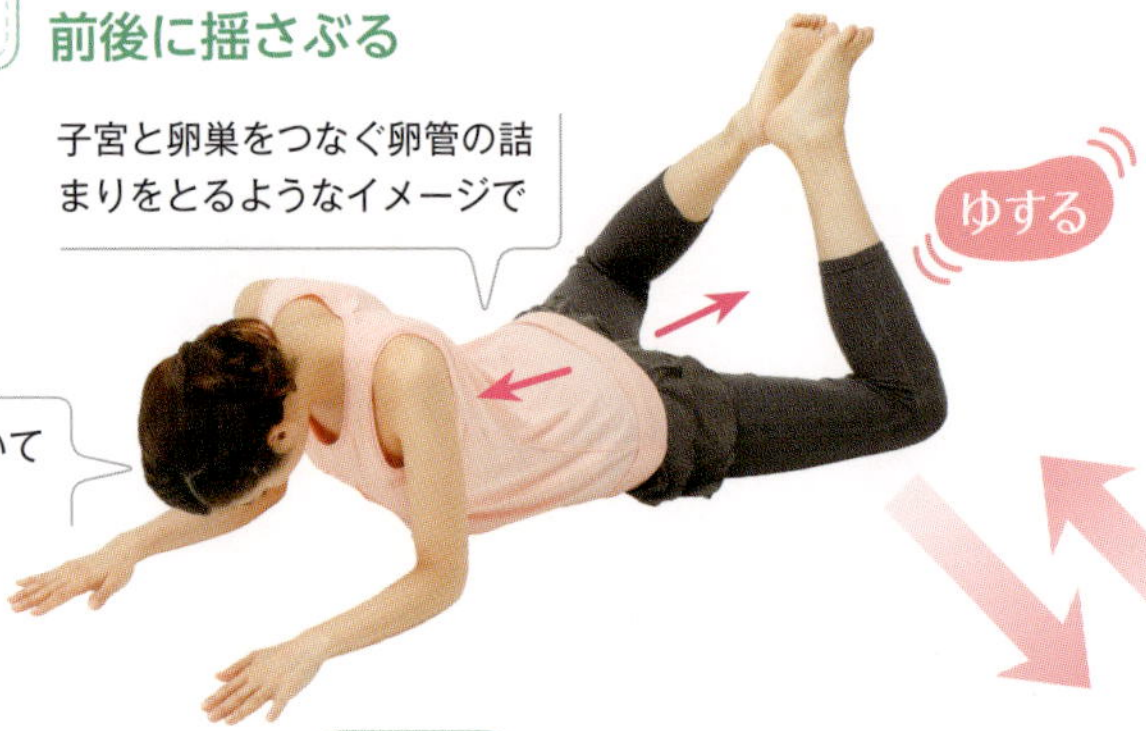

子宮と卵巣をつなぐ卵管の詰まりをとるようなイメージで

あごを引いて下を見る

5 顔を右側に向け、脚を左に倒して、左足の小指と右足の親指を床につけて腰を揺する

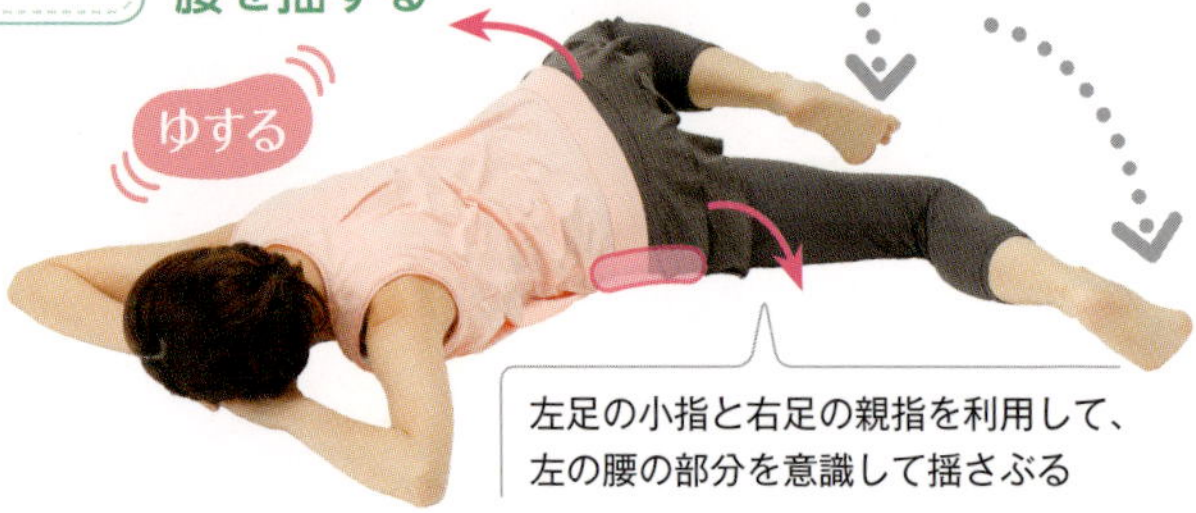

左足の小指と右足の親指を利用して、左の腰の部分を意識して揺さぶる

6 自分のペースで、左右（1～5）を何セットか繰り返して行う

7 正座になり、両手を重ねて、下腹部に当てる

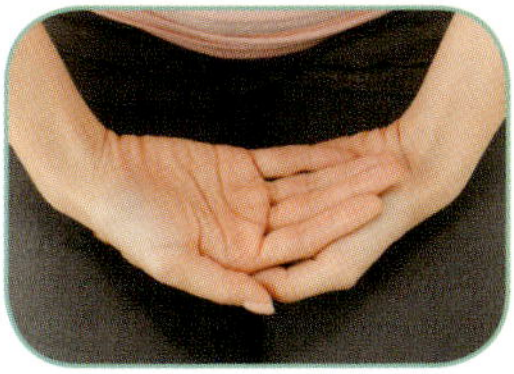

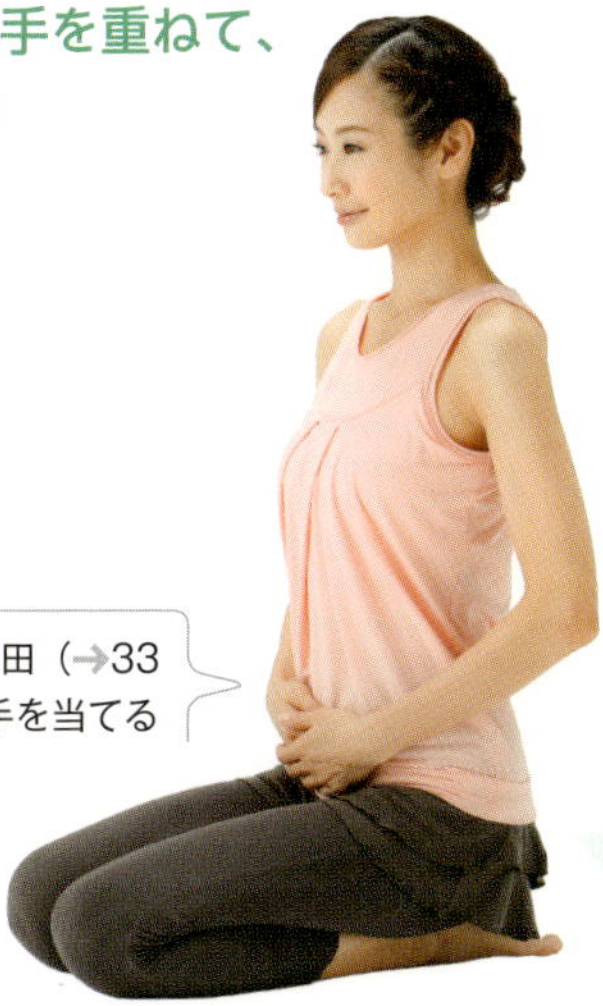

下腹部の丹田（→33ページ）に手を当てる

8 手のひらで下腹部を圧迫しながら、背中を丸めずに前に倒れる

10秒

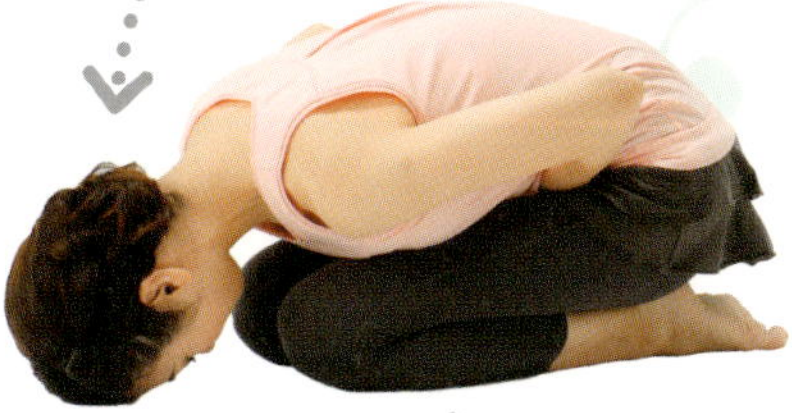

ゆっくり呼吸をしながら圧迫する

手のひらで子宮に刺激を与えるイメージで

肩甲骨と胸、そしてお腹部分のこりをほぐす

猫背、バストアップ

肩甲骨の周りが凝っています

「猫背を治して、美しいキレイな姿勢になりたい！」「バストの形をよくしたい！」――女性なら、誰もが望むことでしょう。

この猫背とバストアップは、とても深いつながりがあり、猫背を治せばバストアップになります。

猫背の大きな原因は、肩甲骨の周辺のこり。肩甲骨の周辺が凝っていると、そのこりがジャマをして、肩甲骨が自由に動きません。

猫背の人は肩甲骨が広がってしまい、肩の位置がカラダの真横でなく、前側にきています。そして、後ろ姿は背中が丸まっていて、年齢より老けて見えます。

肩甲骨をほぐして、自由に動かせるようにすることが、猫背の矯正とバストアップには大切なのです。

胸のこりもほぐしましょう

胸の筋肉も重要です。ここが凝っていると、その部分が縮んで広がりません。その結果、前肩の猫背になってしまいます。

胸のこりをほぐして胸郭を広げれば、猫背の姿勢をとりにくく、キレイな姿勢になります。キレイな姿勢になれば、肩が正しい位置に納

まって胸を張れるので、バストアップ効果が高まるのです。肩こりや首のこりがある場合、それらの症状もラクになります。

肋骨を上げましょう

肋骨と骨盤の間にある筋肉が凝って詰まっていると、肋骨が下がり、バストも下がって、お腹を抱えるような猫背になってしまいます。

ですから、肋骨と骨盤の間もほぐして広げることも、猫背の矯正やバストアップには大切です。

ちなみに、「正しい姿勢」とは、肋骨は上がっているのだけれども、肩は下がった姿勢。胸を張ろうと肩まで上げてしまわないように気をつけましょう。

そして、つねにこの正しい姿勢でいると、同時にお腹の周りにある筋肉も鍛えられるので、ウエストも細くなります（↓71ページ）。

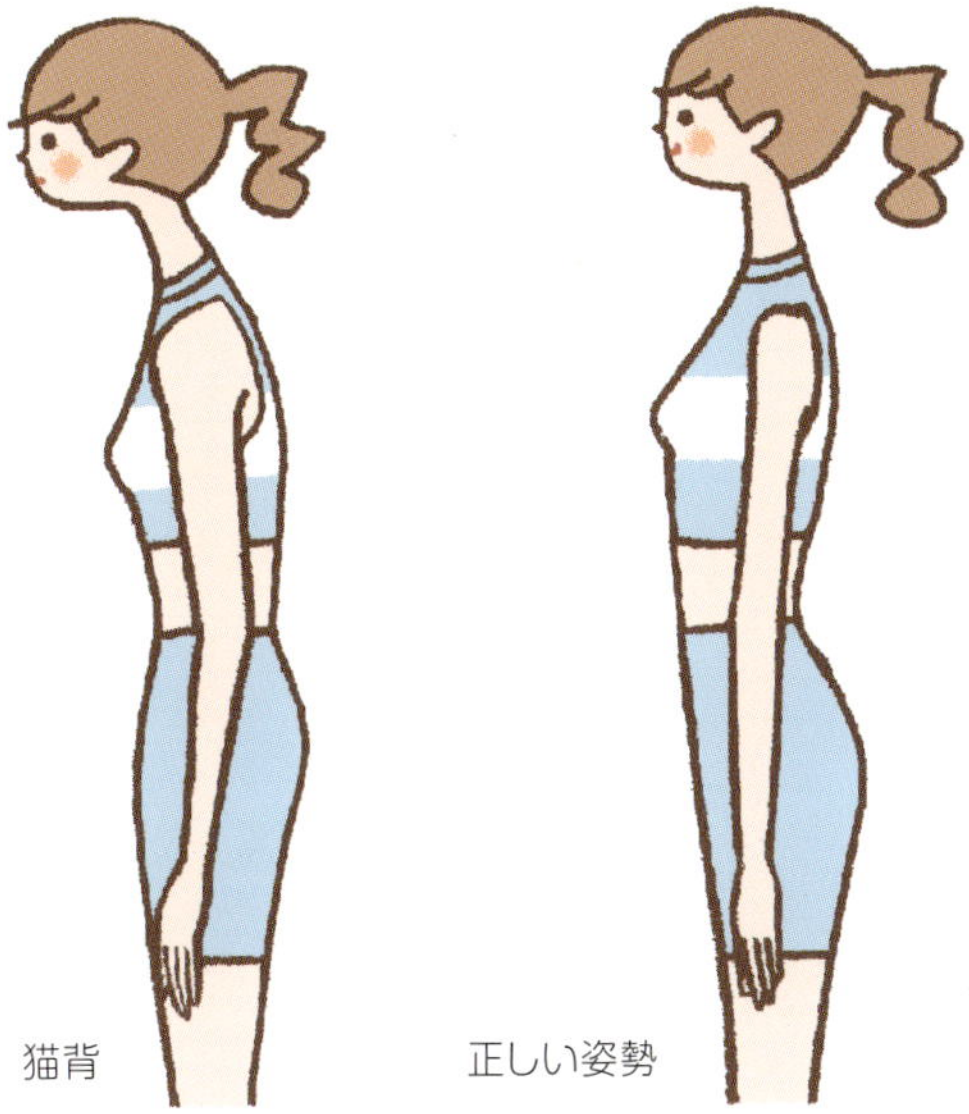

猫背　正しい姿勢

この整体が効きます！

DVD 7

猫背、バストアップ

1 長めのタオルを持ち、足を広く開いてバンザイをし、カラダや腕、肩を横に揺すったりねじる

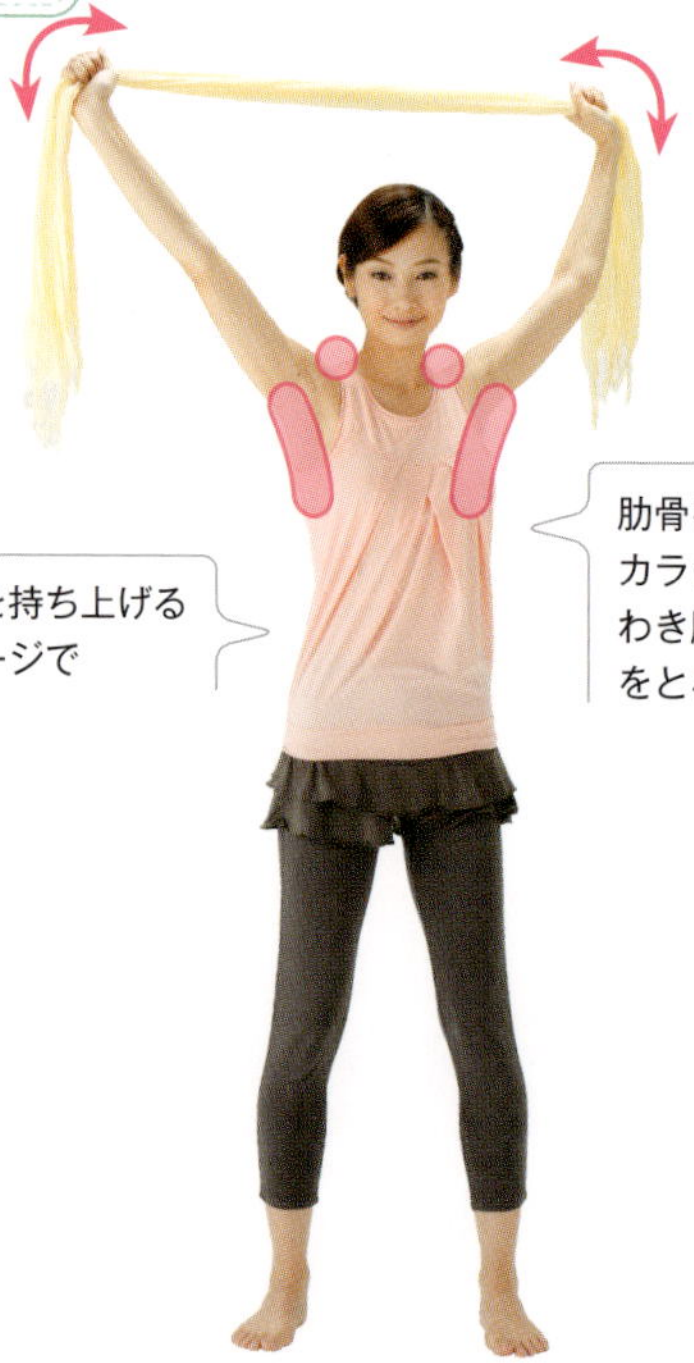

肋骨を持ち上げるイメージで

肋骨を上げながらカラダを動かして、わき腹や肩のこりをとる

2 ひじを曲げて、タオルを左右に引っ張りながら肩甲骨を内側に寄せる。タオルを上下に揺らす

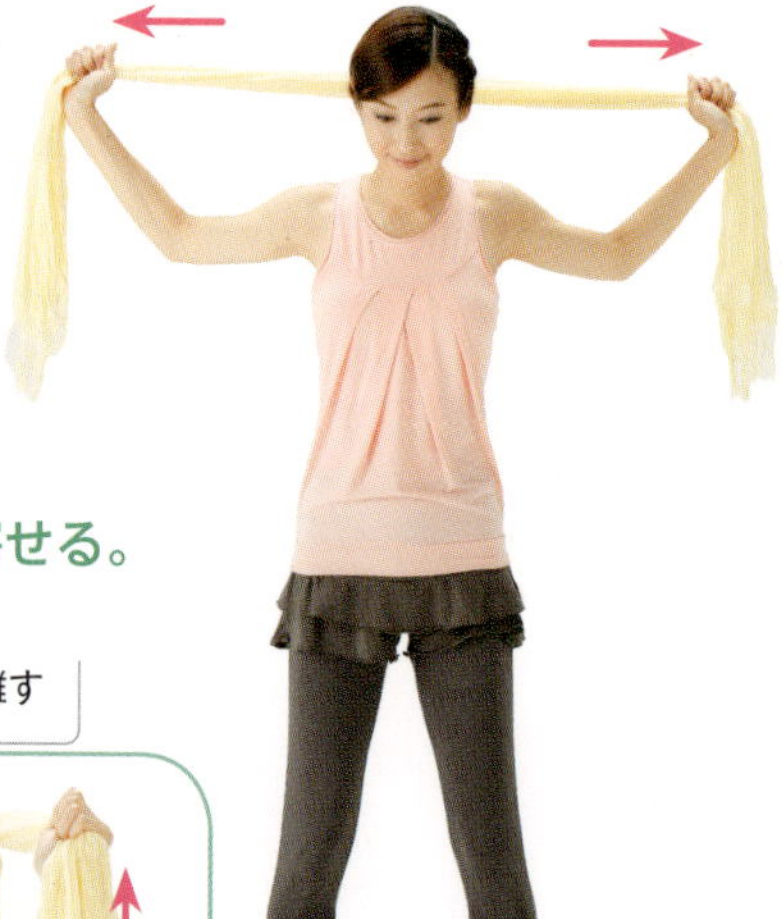

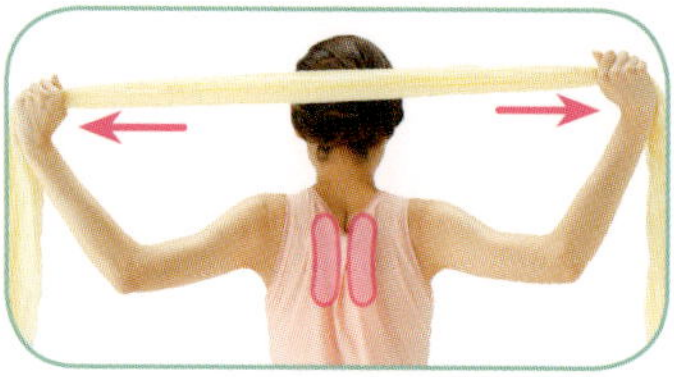

タオルを左右に、強く引っ張りながら肩甲骨を内側に寄せる

20センチくらい離す

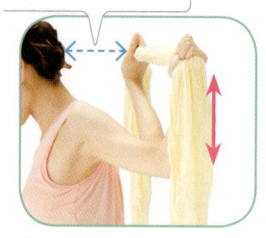

頭とタオルの距離を20センチくらい開き、肩甲骨を寄せながらタオルを上下に揺らす

3 背中側で左手にタオルを巻きつけ、右手でタオルを上に持ち上げる

硬 腕を上げられるところまでに

柔 タオルを短めに持つ

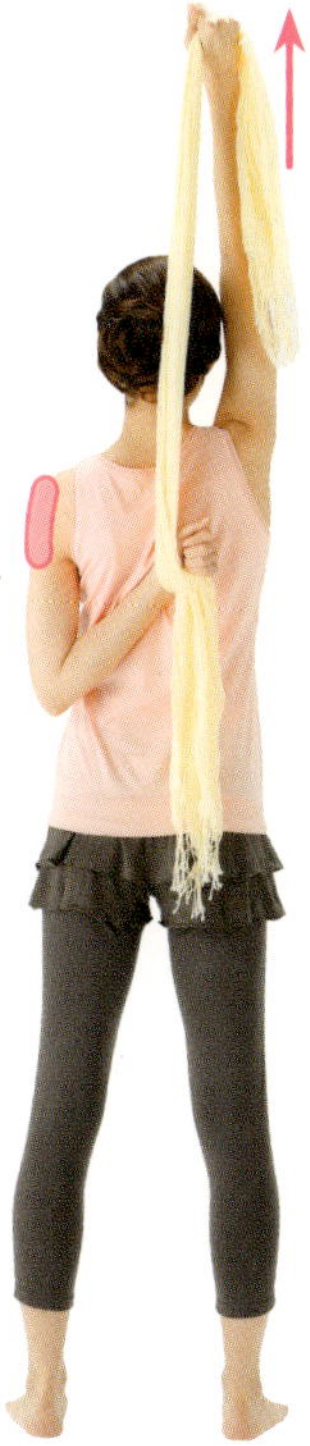

左の肩やわき腹を揺すりながら、肩をほぐす

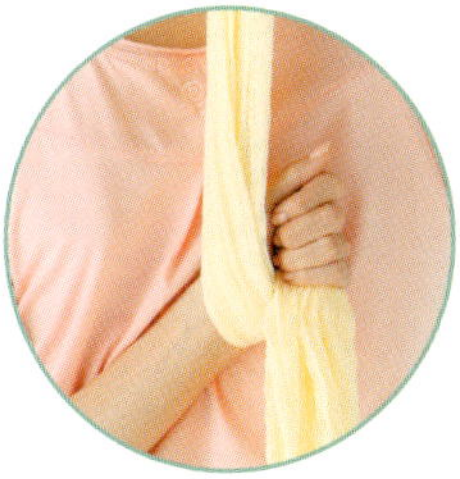

4 1～2をもう一度行い、右手（3参照）も行う

5 背中側で両方の手首にタオルを巻きつける

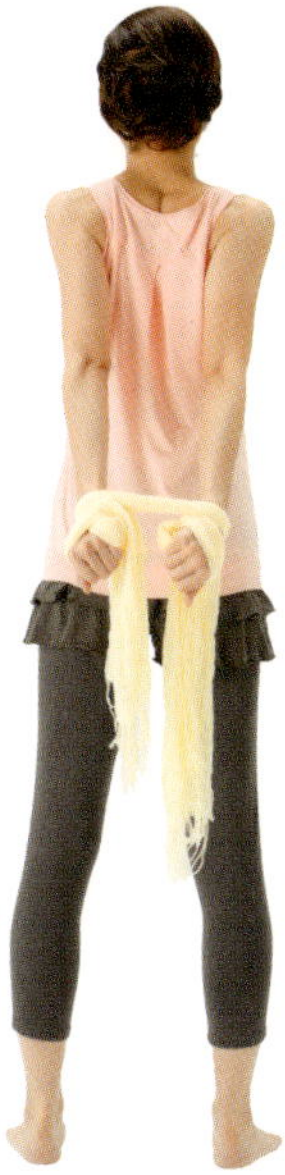

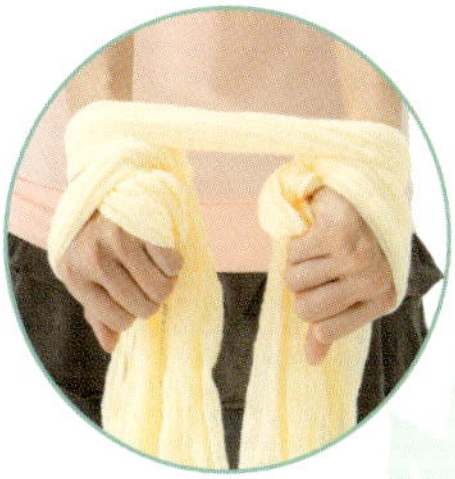

手と手の距離を短くする

つづく

6 ひざを曲げて軽く腰を落とし、カラダを前に曲げていく

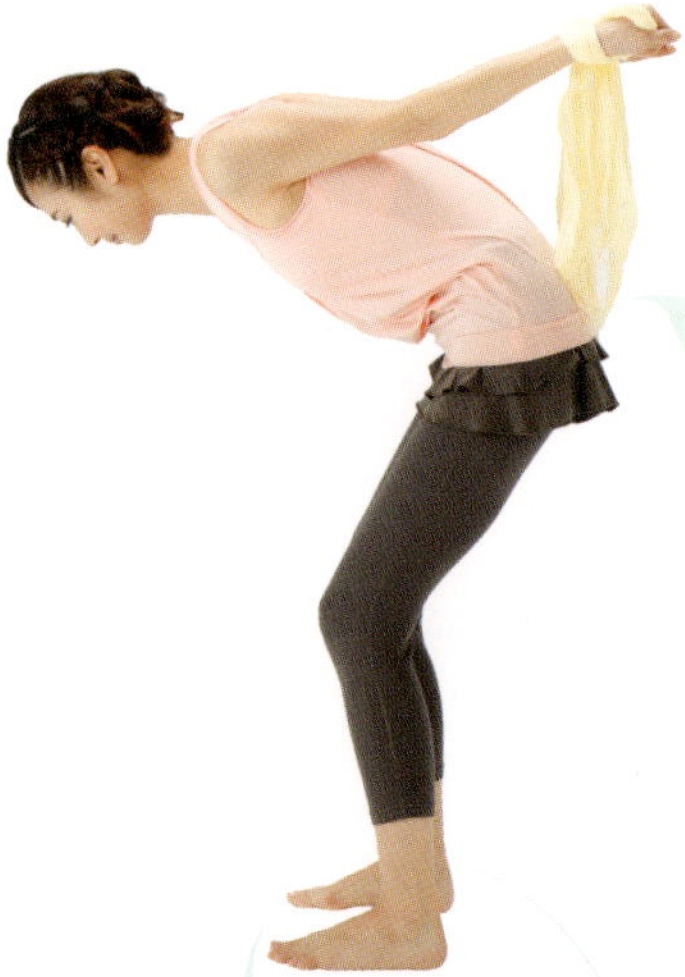

つづき

7 ゆっくりと手を頭の向こうのほうに持っていく

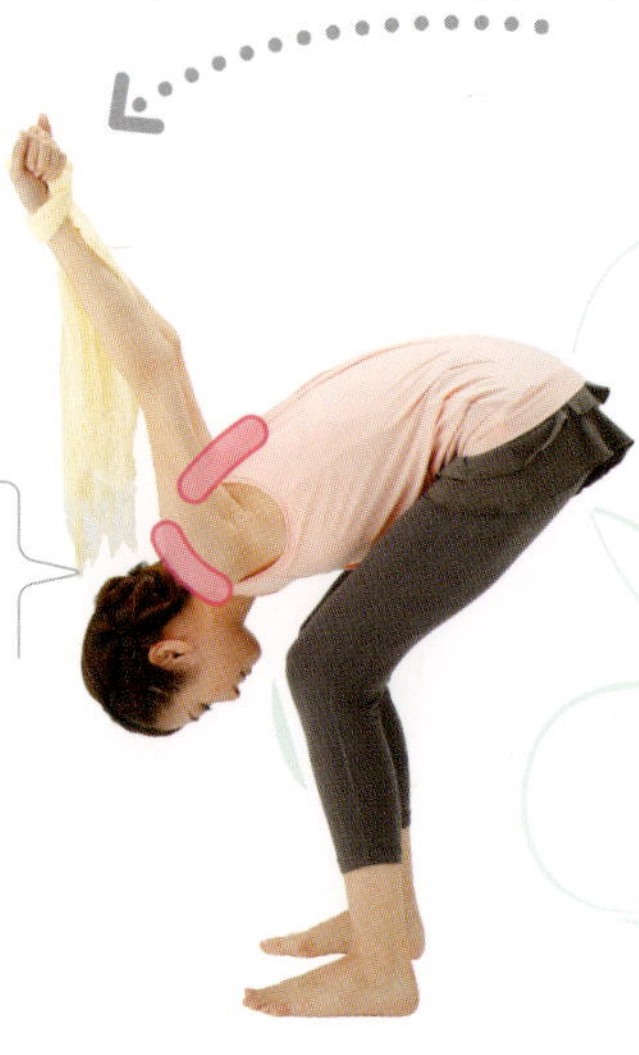

肩や肩甲骨の上側周辺に刺激を与えるように

8 あごを上げてゆっくりと起き上がる。肩甲骨の内側をギュッと寄せる

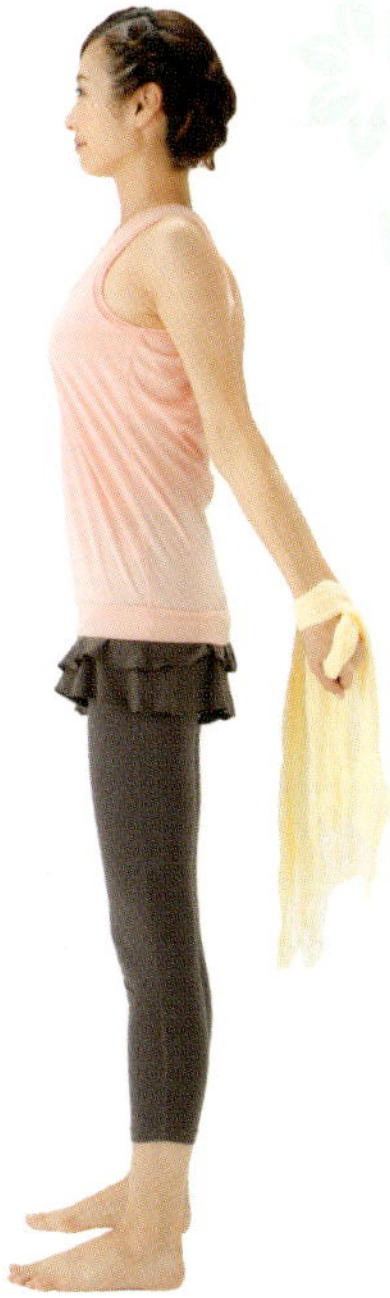

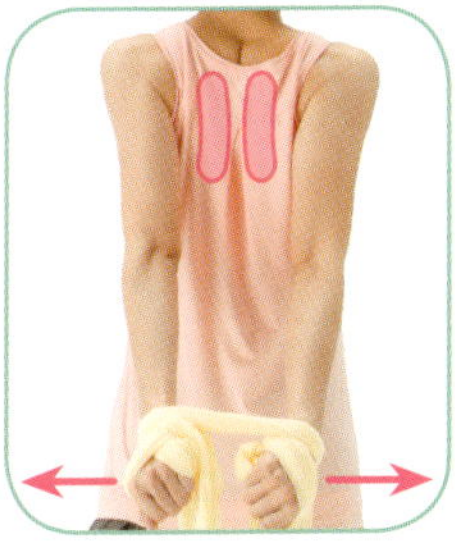

両手を外側に開こうとすると、肩甲骨が寄りやすい

9 肋骨を持ち上げたまま、肩の力を抜いて立つ

肋骨を持ち上げたまま、肩だけ下ろす

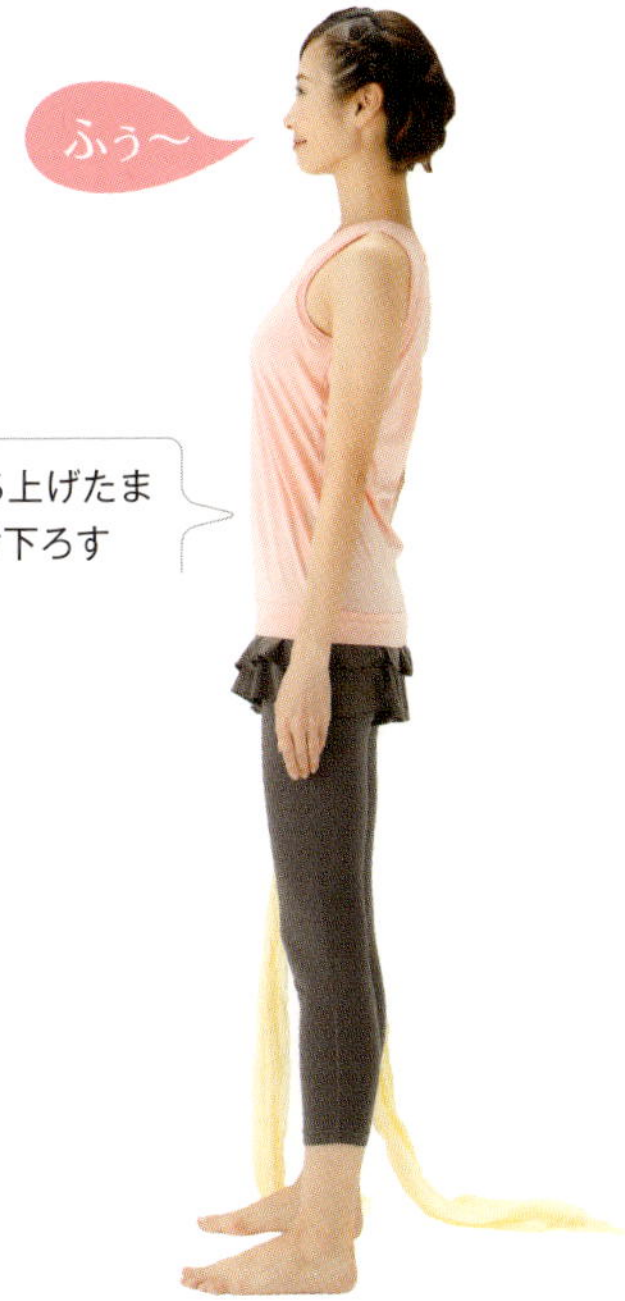

ひざの痛み、O脚

お尻のゆるみと骨盤のゆがみが、ひざの痛みやO脚の原因

O脚の原因はお尻にあります

「短めのスカートやショートパンツ、細めのパンツを履きたい！」——O脚の人なら誰もが持つ悩みでしょう。

ここでちょっと〝きをつけ〟の姿勢をして、お尻を触ってみてください。

O脚の人は、お尻が左右に広がり気味で、お尻に力が入りにくいはず。そして、足の外側に体重がかかっていることでしょう。

じつは、このお尻のゆるみがO脚の原因。お尻に力が入らず左右にゆるんでいるから、O脚になっているのです。

64ページからの自力整体では、このゆるんでいるお尻を引き締めることで、O脚を矯正していきます。また、横に開いてしまったひざを元の正しい位置に戻す自力整体も、O脚の矯正に高い効果を発揮します。

骨盤のゆがみがひざを酷使する

「長時間座った後、起ち上がるのがツライ」「正座ができない」——これは、ひざに痛みを持つ人ならみんなが思うところでしょう。

ひざが痛くなる大きな原因は、ひざの使い過ぎ。わかりやすい例としては、激しいスポーツをしたり、太りすぎたりして、ひざに負担がか

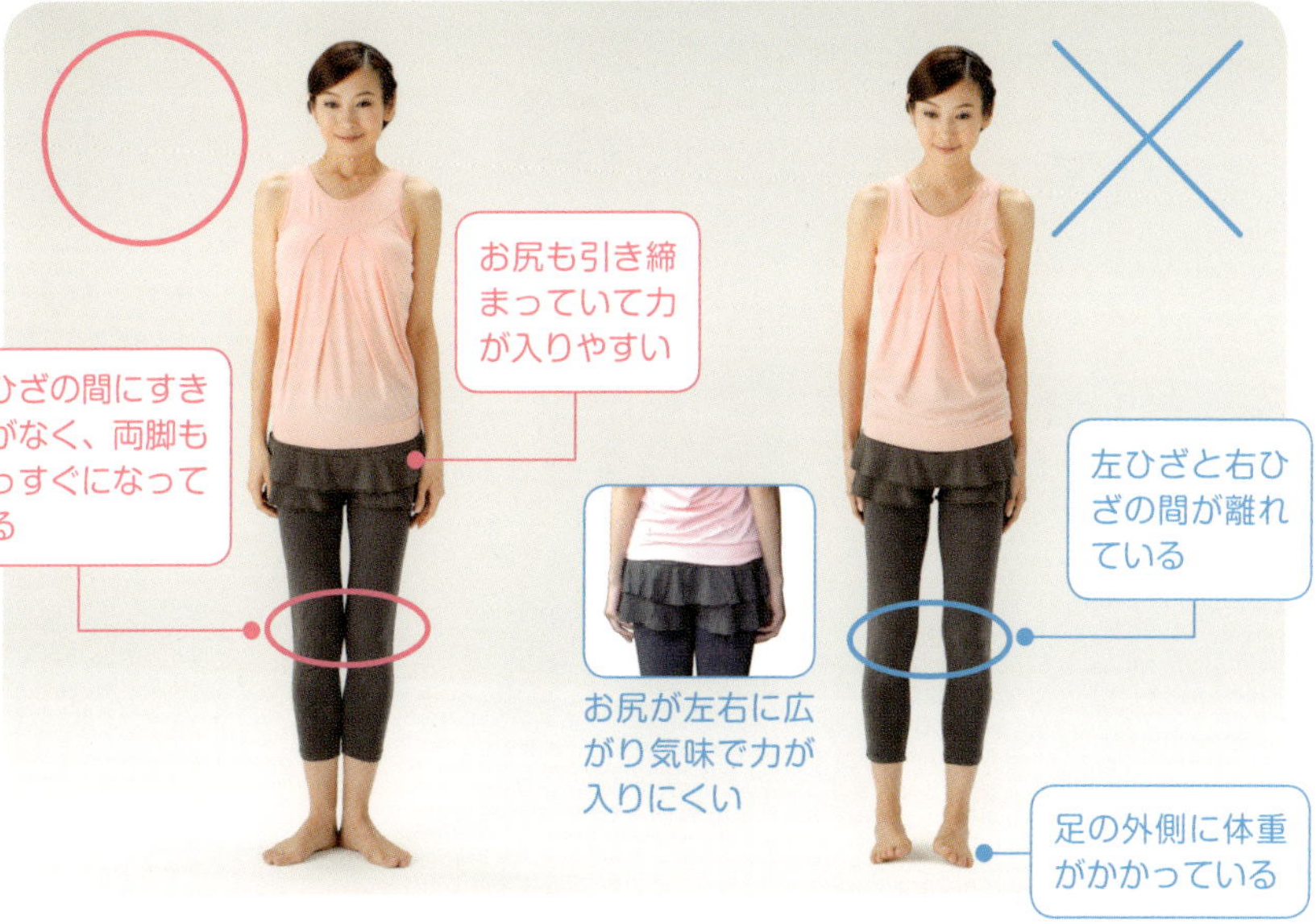
○
お尻も引き締まっていて力が入りやすい
両ひざの間にすき間がなく、両脚もまっすぐになっている
お尻が左右に広がり気味で力が入りにくい
×
左ひざと右ひざの間が離れている
足の外側に体重がかかっている

かることでしょう。

もちろん、そうでない人でも、ひざに痛みがある人はたくさんいます。

たとえば、ここで紹介したO脚の人はその代表。ひざが外側に曲がっているため、体重が軽くてもひざに負担がかかってしまいます。ですから、O脚の人に、ひざの痛みを抱えている人が多いのです。

それから、骨盤のゆがみも、ひざの痛みにつながります。

骨盤が左右にゆがんでいると、骨盤の下についている脚の骨も左右がアンバランスに。結果、脚の長さに違いが出て、ひざに負担がかかってしまいます。

O脚やひざの痛みを治すには、ひざのゆがみを整え、正しいまっすぐな脚にすることです。

そのために効果が高いのは、外側に向いているひざを正しい位置にする自力整体です。

この整体が効きます！

DVD 8

ひざの痛み、O脚

1 足を開いて立ち、手をひざに当てて ひざの内側同士をくっつける

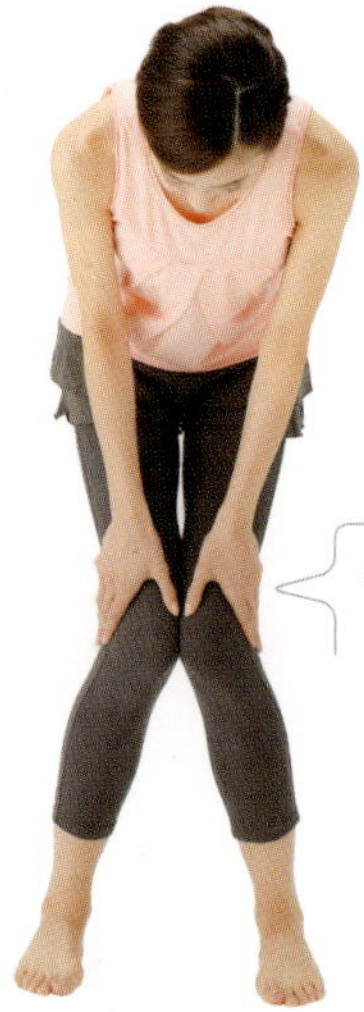

手の親指を内側にして、手をひざに置く

2 腰を落として、両手でひざの内側をこすりあわせるように、左右交互にひざを曲げる

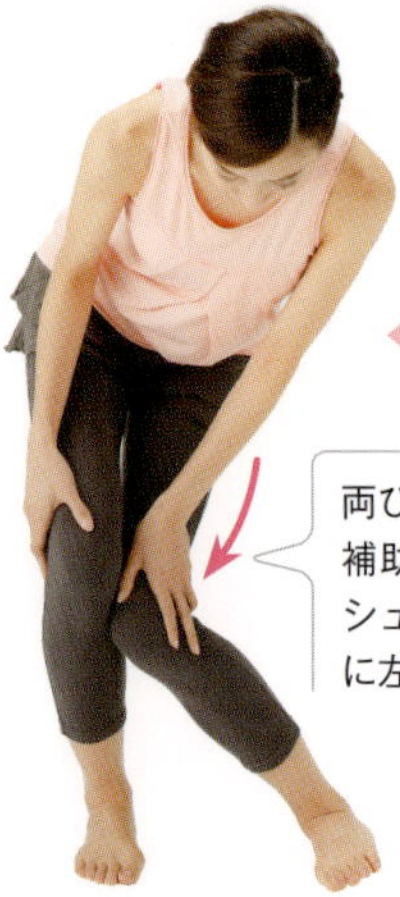

15往復

両ひざが離れないように、手で補助しながら「シュッ、シュッ、シュッ、シュッ」と、リズミカルに左右交互にひざを押しつける

シュッ

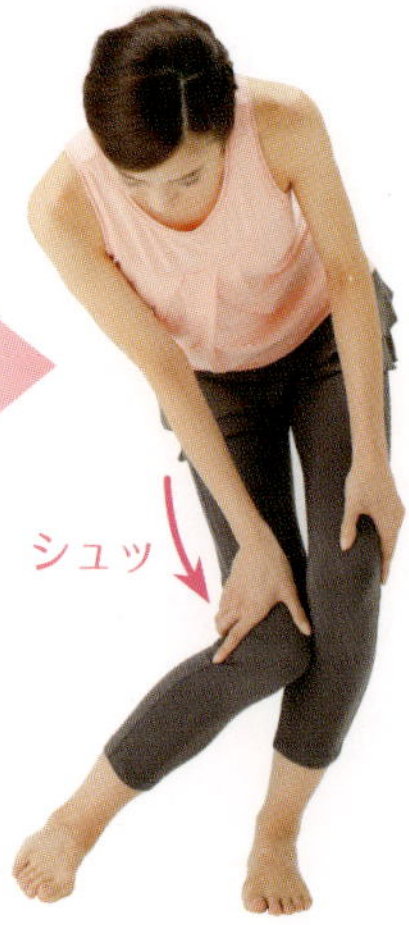

足の小指側を浮かせながら行う

3 左右の「つま先、かかと、ひざ」をくっつけ、そのまま上下に屈伸する

20回

トン
トン
トン

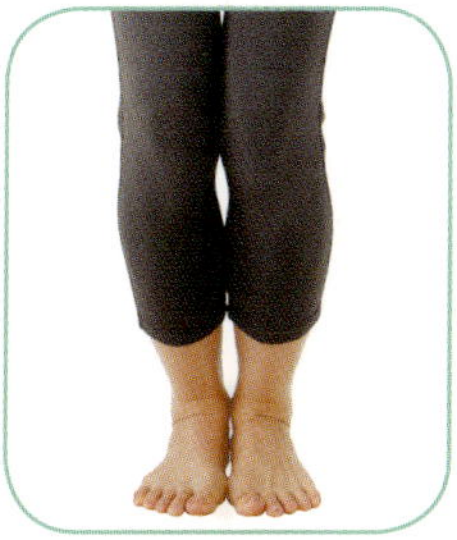

ひざを閉じながら屈伸する

かかとが上がらないギリギリまでひざを曲げて、「トン、トン、トン、トン」とリズミカルに上下に屈伸する

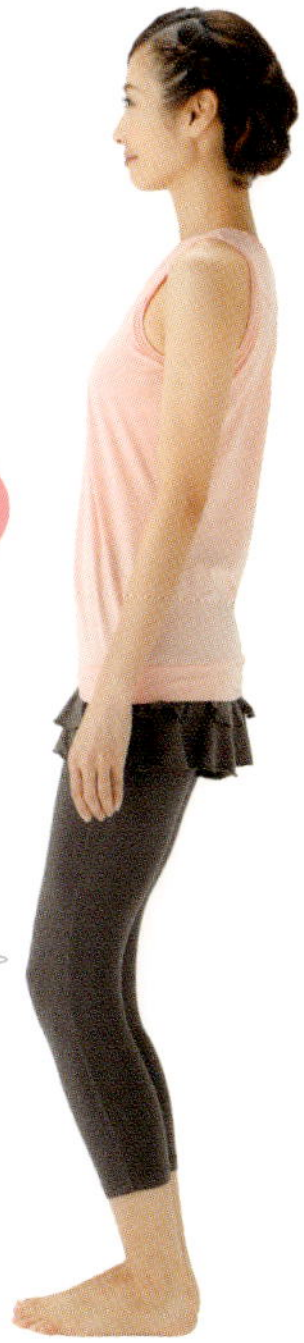

4 「つま先、かかと、ひざ」をくっつけたまま立ち、お尻に手を置き、ひざを曲げずにお尻を前に揺する

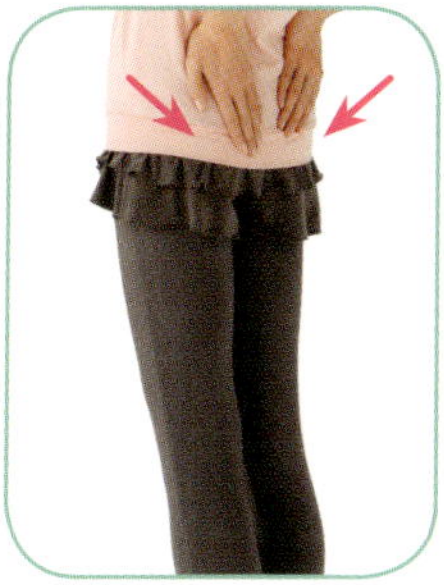

左右のお尻を内側にギュッと寄せるように

20回

ギュッ
ギュッ
ギュッ

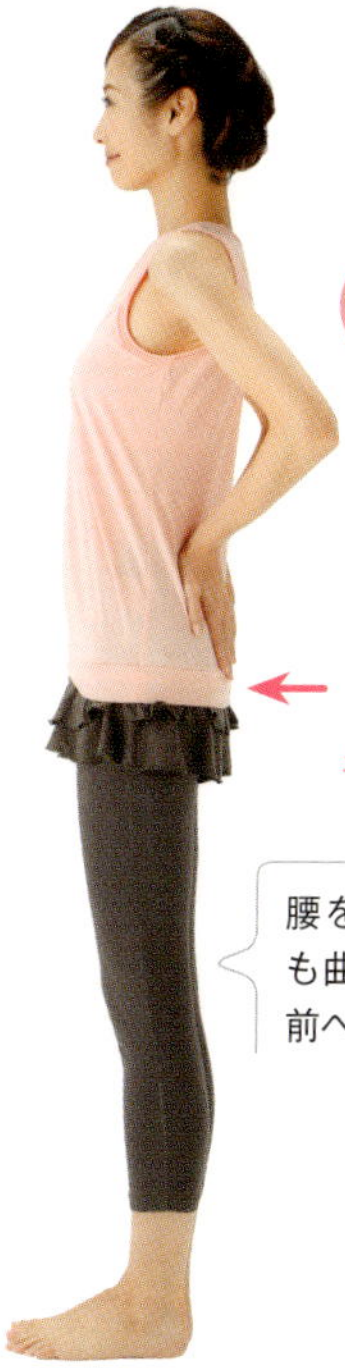

腰を反らさず、ひざも曲げずに太ももを前へ出すイメージで

5 自分のペースで、1～2や3～4を繰り返す

内側にねじれている脚を、元の正しい位置に戻す

下半身太り、むくみ

内側にねじれているんです

「太ももの太さをどうにかしたい！」——こんな悩みを持っている方の脚には特徴があります。

太ももが内側にねじれていて、内股気味で、小指の付け根の辺りに体重がかかっています。

太ももの前側にあるべきお肉が、脚がねじれて内側にきてしまっているので、太く見えるのです。

また、太ももが太い人は、骨盤がゆがんでいるケースも珍しくありません。

骨盤がゆがんでいると、左右の脚の長さに差ができ、どちらかの脚が長く、反対側の脚が短くなっています。

左右の脚の長さが違うと、どちらかの筋肉がゆるみ、反対側の筋肉は緊張します。

その結果、筋肉が疲れて血行が悪くなり、ぜい肉が溜まってしまうのです。

同時に、余分な水分も流れていかないので、〝むくみ〟になってしまいます。

気分はファッションモデルで

太ももを細くするには、内側にねじれている脚を、元の正しい位置に戻してあげること。そして、小指側に乗っている体重を親指側に寄せて、足全体で立つようにすること。そのために

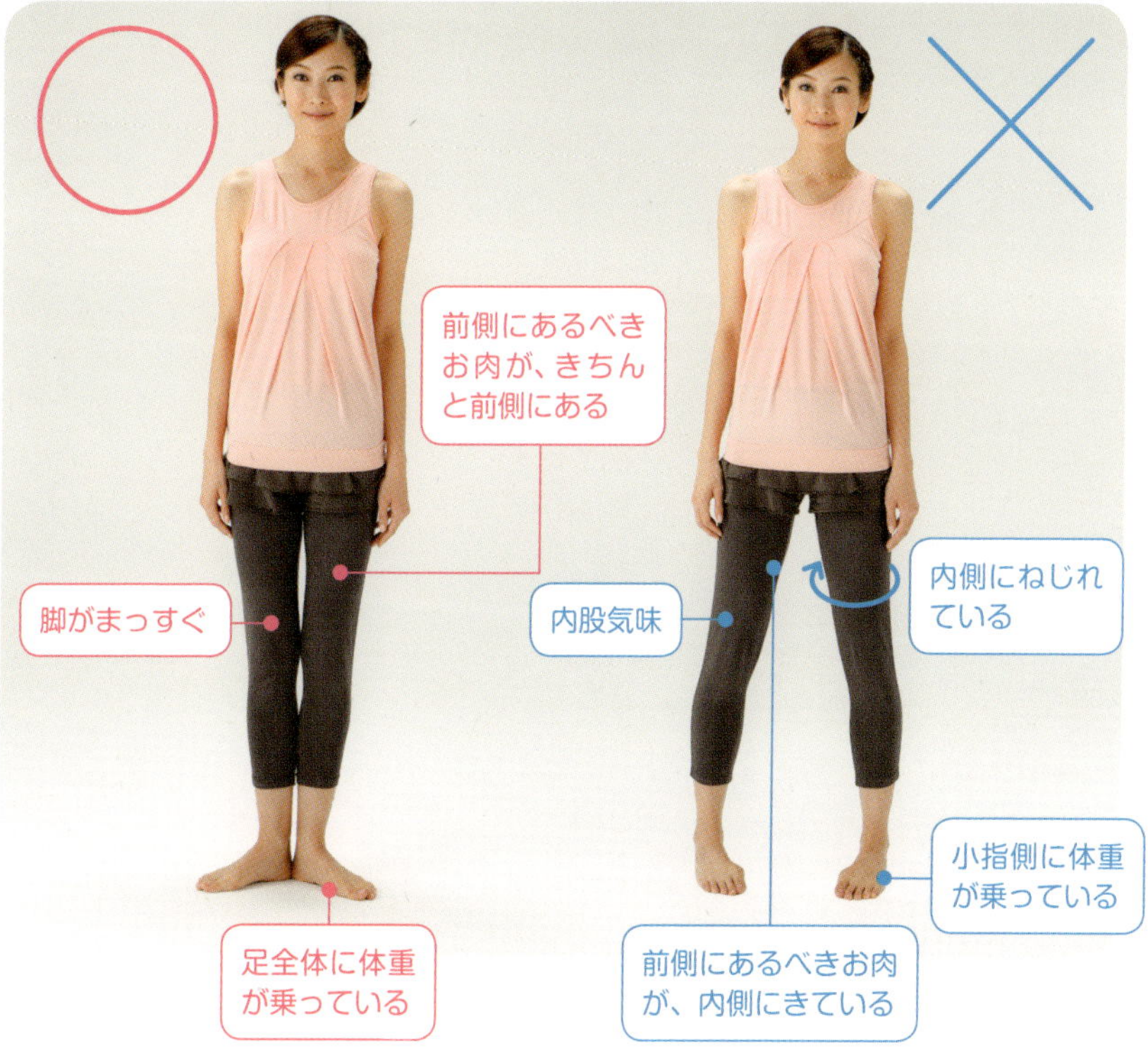
○
前側にあるべきお肉が、きちんと前側にある
脚がまっすぐ
足全体に体重が乗っている
×
内側にねじれている
内股気味
小指側に体重が乗っている
前側にあるべきお肉が、内側にきている

オススメなのが、ファッションモデルのような歩き方。

これは、内ももが前側にくるように、つま先を外側に向けて歩く方法。ねじれた内股を、まっすぐな脚にしてくれます。

この歩き方を、左右交互に行うと、骨盤のゆがみも解消されていきます。左右のアンバランスをなくすように「右→左→右→左……」と続けましょう。

また、この歩き方は、ももの筋肉も使うので、滞っていた血管やリンパ管の流れがスムーズになり、ぜい肉やむくみという老廃物を流してくれます。

毎日、気づいたときに、この歩き方をしましょう。

この整体が効きます！

DVD 9

下半身太り、むくみ

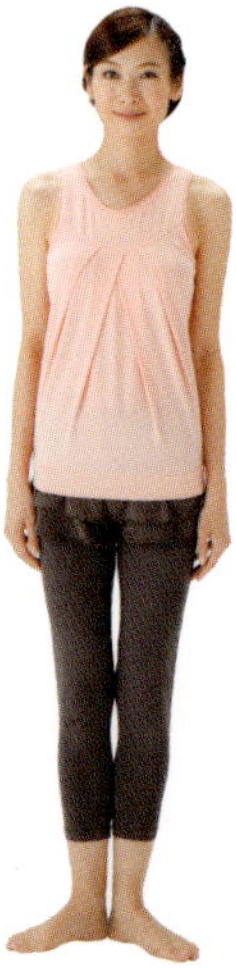

1 かかとをつけてつま先を開き、土踏まずが前に向くようにして立つ

2 足をクロスさせながら右足を出してかかとを床につける。次に足の外側を床につける

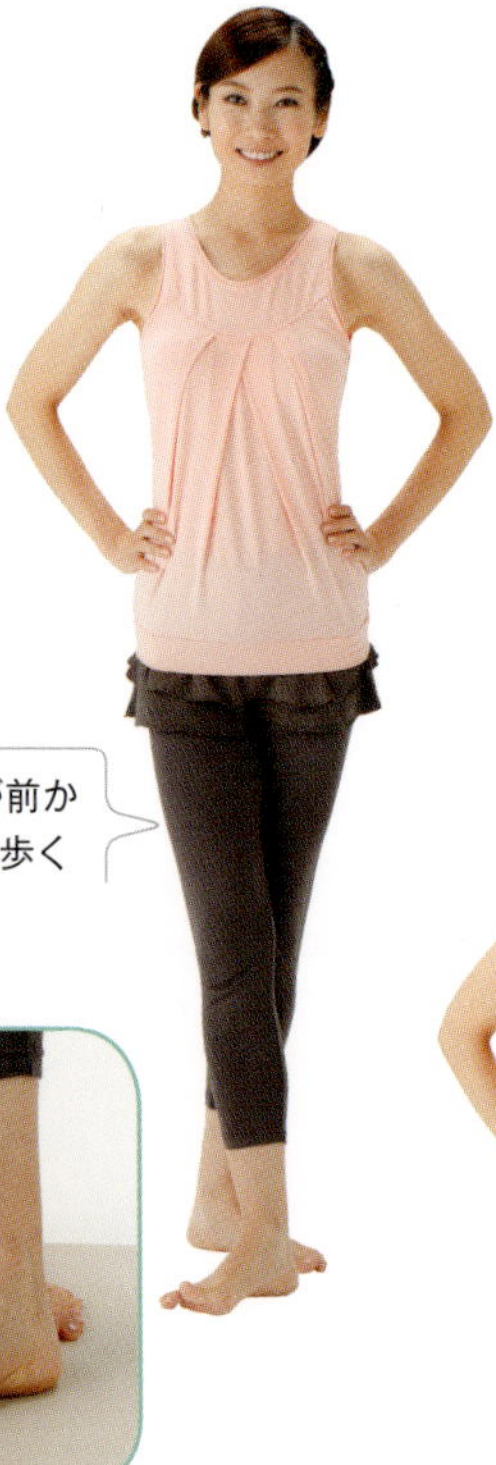

太ももの内側が前から見えるように歩く

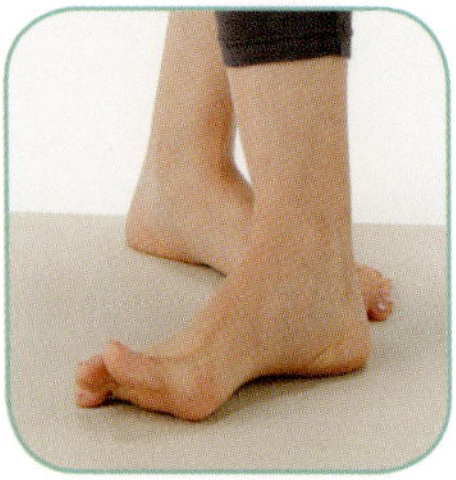

まず、かかとを床につけ、次に足の外側（小指側）を床につける

3 足の小指側から足の親指側へと重心を移動していく

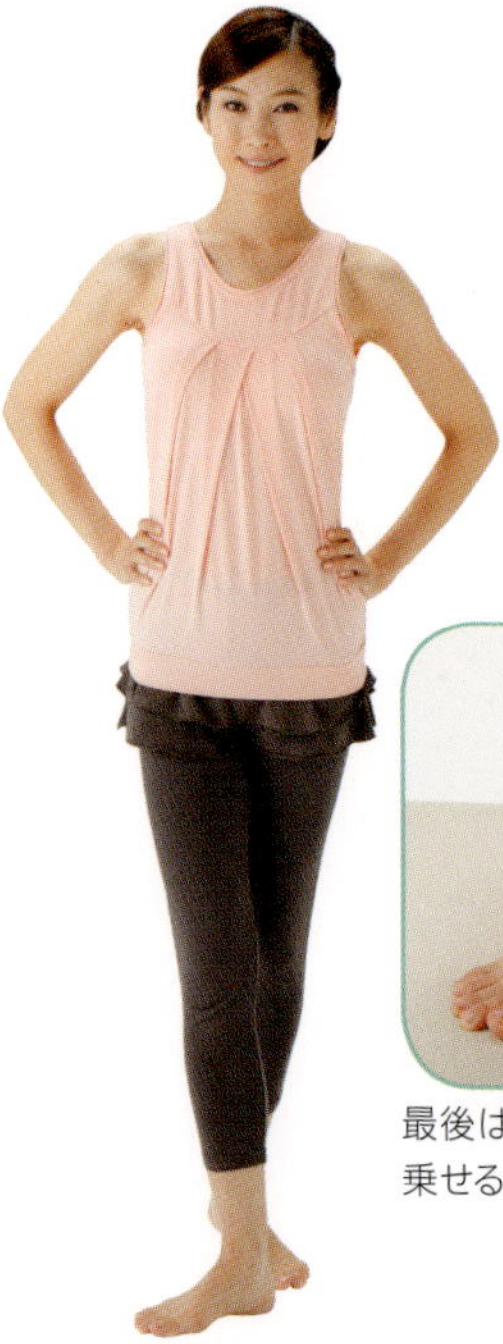

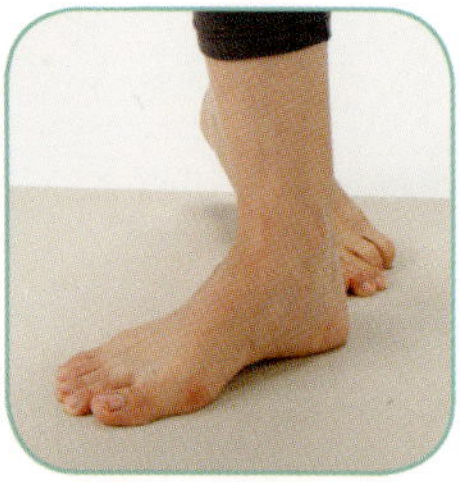

最後は足の親指側に体重を乗せる

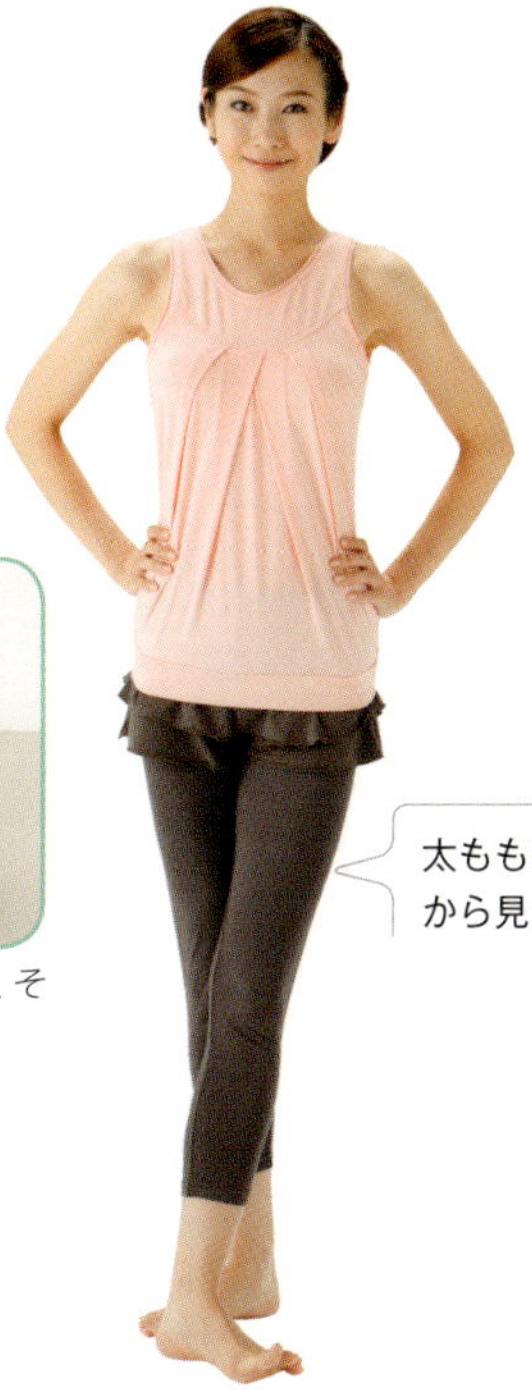

太ももの内側が前から見えるように

4 1本の線の上を歩くように、土踏まずを前に向けながら足をクロスさせて左足を出す

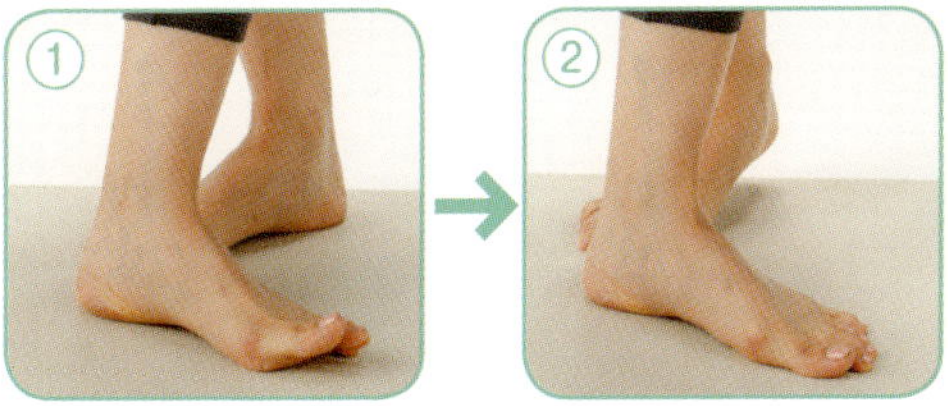

かかとを床につけ、次に足の外側（小指側）を床につけ、そして足の親指側へと重心を移動していく

5 1～4で行った歩き方で何十歩も歩く

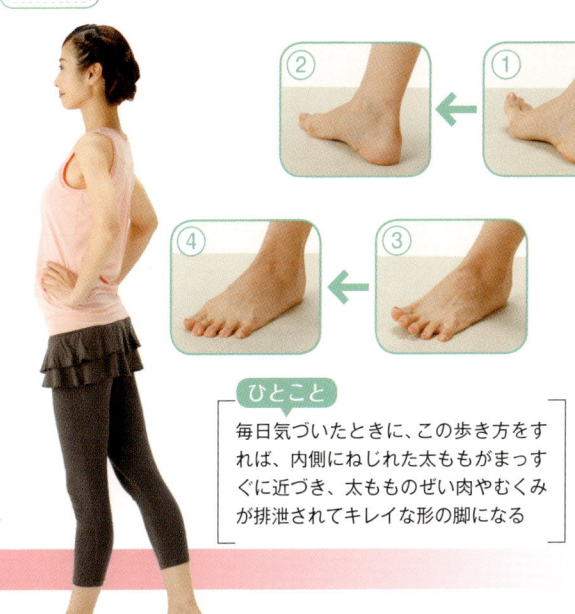

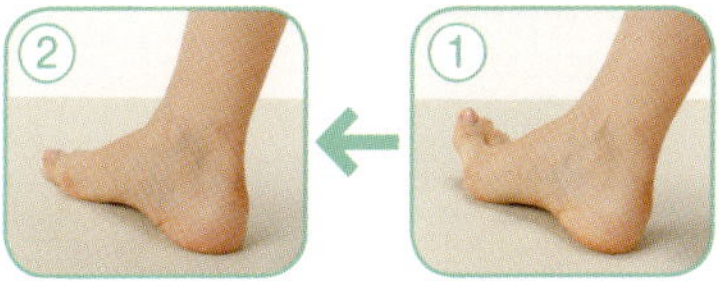

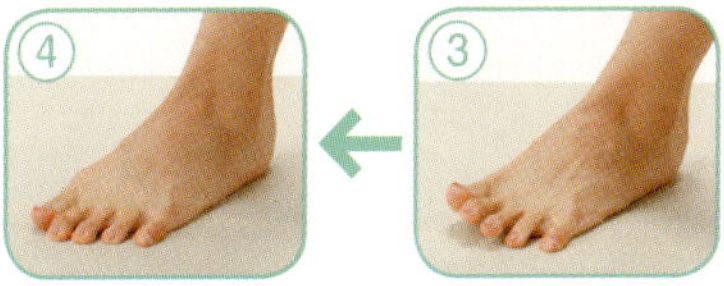

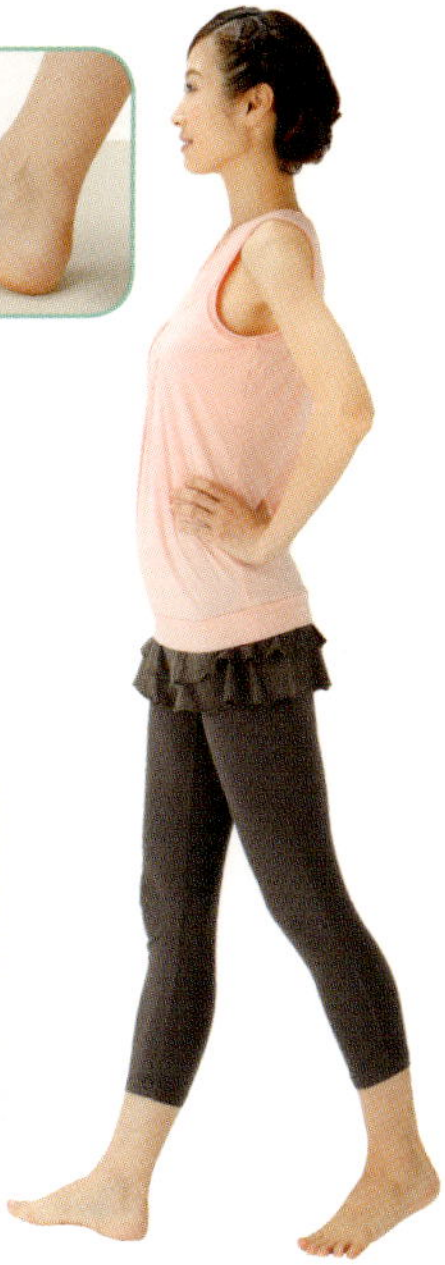

ひとこと

毎日気づいたときに、この歩き方をすれば、内側にねじれた太ももがまっすぐに近づき、太もものぜい肉やむくみが排泄されてキレイな形の脚になる

気づいたときに、肋骨を上げる姿勢を

ウエスト（&腰痛予防）

ウエストが太くなるワケ

「ベルトの上にお肉が乗っかっている……」「ぽっこりお腹をどうにかしたい！」——こんな悩みは多くの方がお持ちでしょう。

ウエストが太くなっている人には、内臓脂肪が溜まってぽっこりお腹になっていたり、便秘によって下っ腹が出ている人がいます。

そして、内臓脂肪が溜まっている人の多くは、夜遅くにたくさん食べて、満腹のまま寝ています。ベッドに入るまでに消化が終わっているように、夕食を早い時間にすませたり、夜遅くに食べる場合は消化のいいモノを食べましょう。

便秘が原因で下っ腹が出ている人は、34ページを参考にしてください。

こういった要因に心当たりがない人でも、ウエストの太くなっているケースがあります。

そういった人は、お腹周りにある筋肉がゆるんでいます。いわゆる腹筋といわれているお腹の前側にある筋肉だけでなく、お腹の横側を支えている筋肉や、お腹の奥のほうにある筋肉がゆるんでいるのです。

また、肋骨が下がって、肋骨と骨盤の間のすき間も狭くなっています。

このような、肋骨と骨盤とのすき間が狭く、お腹が太くなっている人の体型を〝ソロバン型〟と呼んでいます。

一方、ウエストがしっかりくびれている体型のことを〝砂時計型〟といいます。

つねに「砂時計」を意識しましょう

お腹周りの筋肉を引き締めるには、いわゆる腹筋運動は必要ありません。慣れていない人が腹筋運動をたくさん行うと、筋肉が疲れて血行が悪くなり、かえってぜい肉がついてしまうからです。

腹筋運動はスポーツマンに任せ、一般的な人は、もう少し負荷の少ないモノでＯＫです。

ポイントは、つねにお腹を引き締めておくこと。骨盤を下げ、肋骨を引き上げた姿勢をつねに保つことによって、ウエスト周りの筋肉が引き締まり、砂時計型の体型になります。

毎日、気づいたときに、砂時計の姿勢を作っていれば、ウエスト周りの筋肉は引き締まっていきます。

なお、この姿勢は立っているときだけでなく、座っているときも行いましょう。

思い出したら、砂時計の姿勢。それだけで、ウエストはどんどん細くなっていきます。

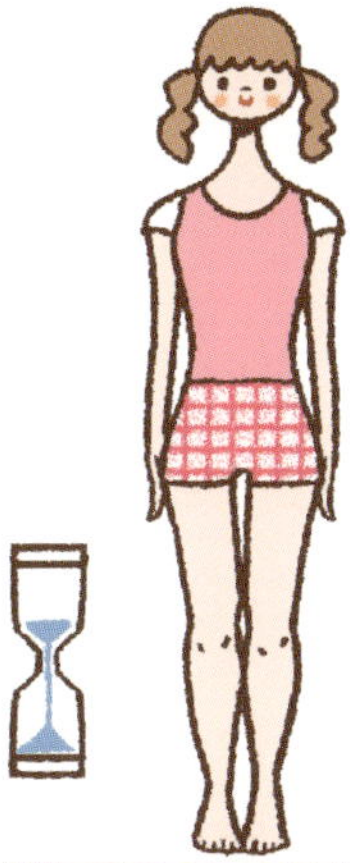

砂時計型
肋骨が引き上がり、骨盤が下がっているので、ウエストは引き締まっている

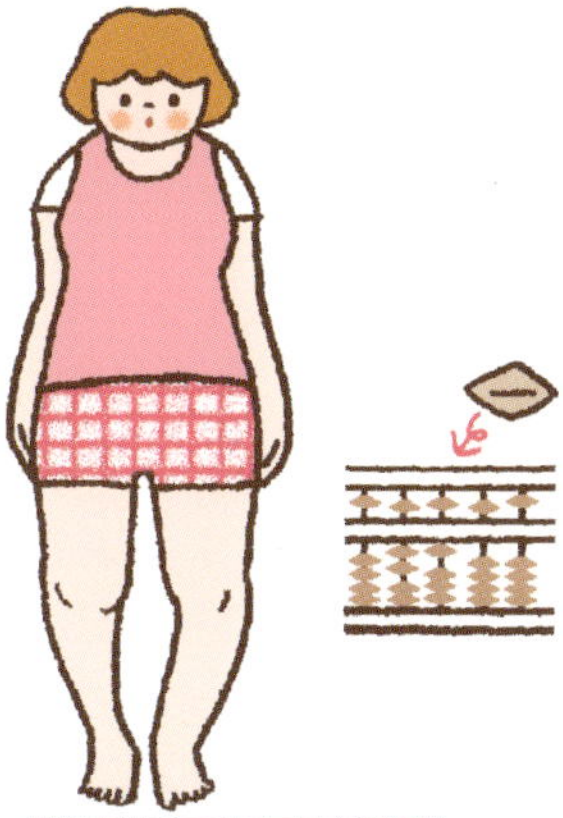

そろばん型
肋骨が下がり、骨盤が上がっているのでウエストは太くなっている

この整体が効きます！
DVD 10

ウエスト（＆腰痛予防）

1 骨盤に手を当て、かかとをつけ、つま先を開いて立つ

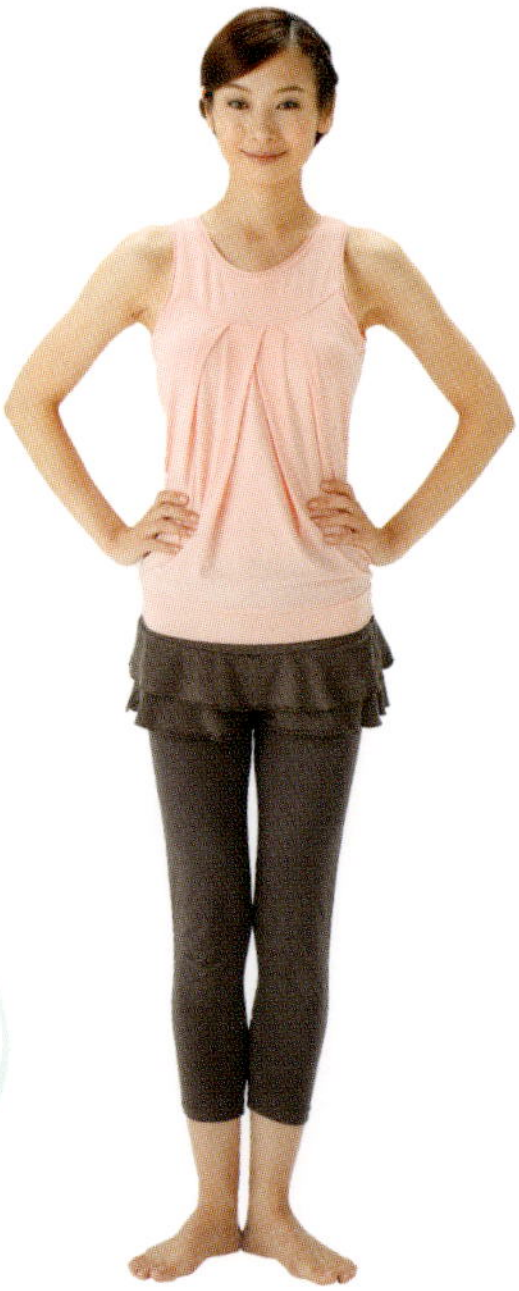

2 骨盤を下に下げるように左右にねじりながら、肋骨を上に上げていく

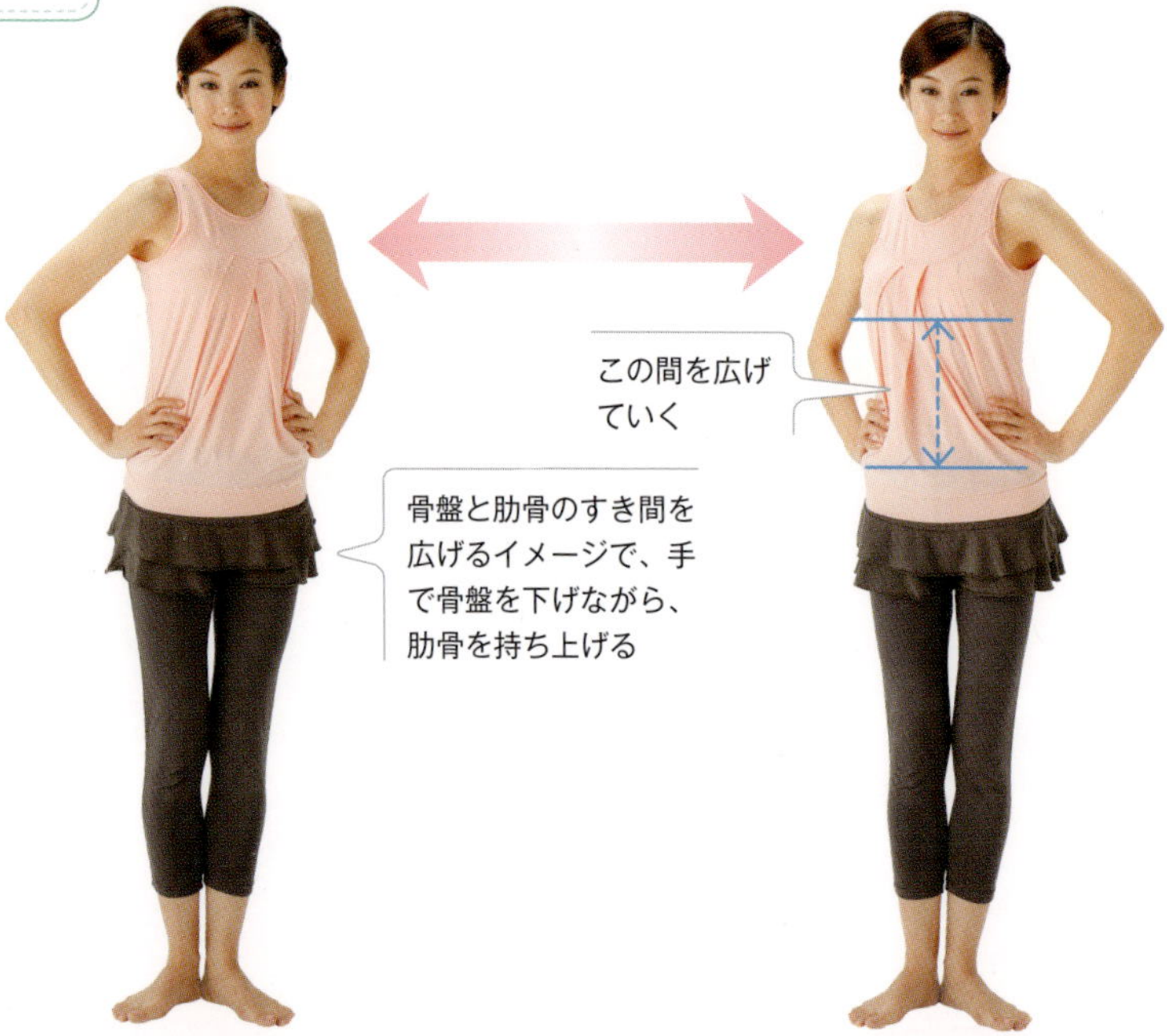
この間を広げていく
骨盤と肋骨のすき間を広げるイメージで、手で骨盤を下げながら、肋骨を持ち上げる

3 手で骨盤を下へ下げながら、肩を上げて肋骨や肩甲骨を持ち上げる

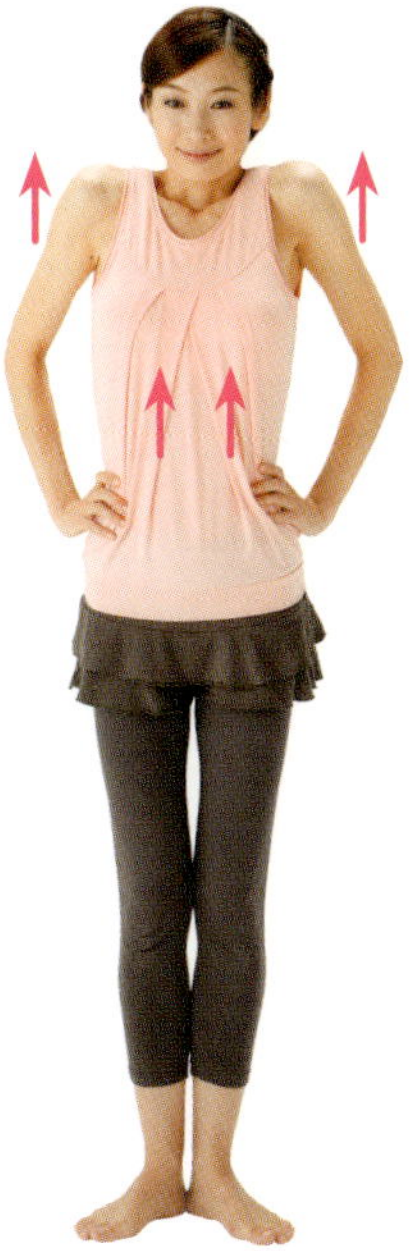

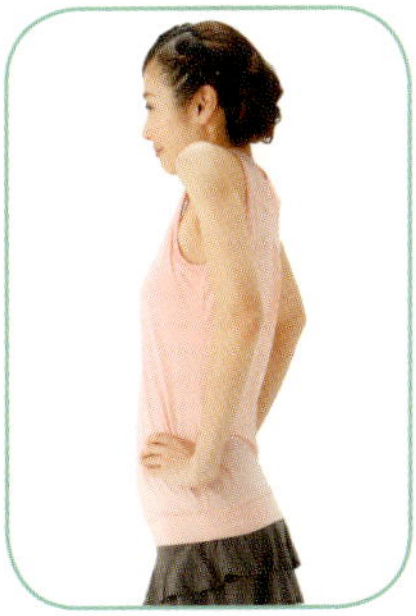

背中側の肩甲骨も上に持ち上げる

4 肋骨を持ち上げたまま、手と肩を下ろす

5 1～4を、毎日気がついたときに、何度も行う

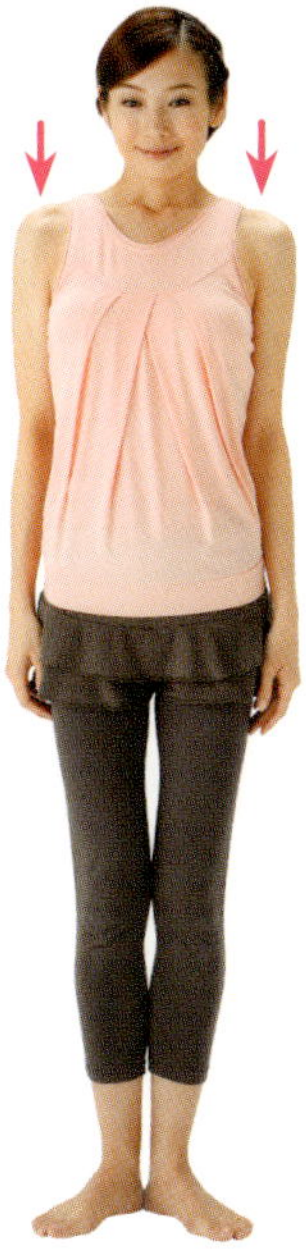

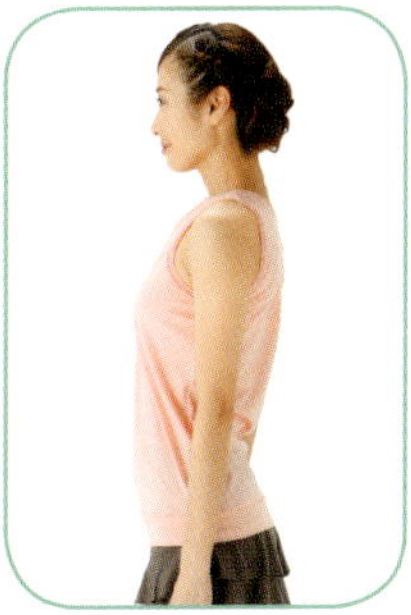

ひとこと

このキレイな姿勢はつねに腹筋に力が入っているので、ウエストが細くなる

つづく

6 イスに座わり、骨盤を下に下げるように左右にねじり、肋骨を上に上げていく

つづき

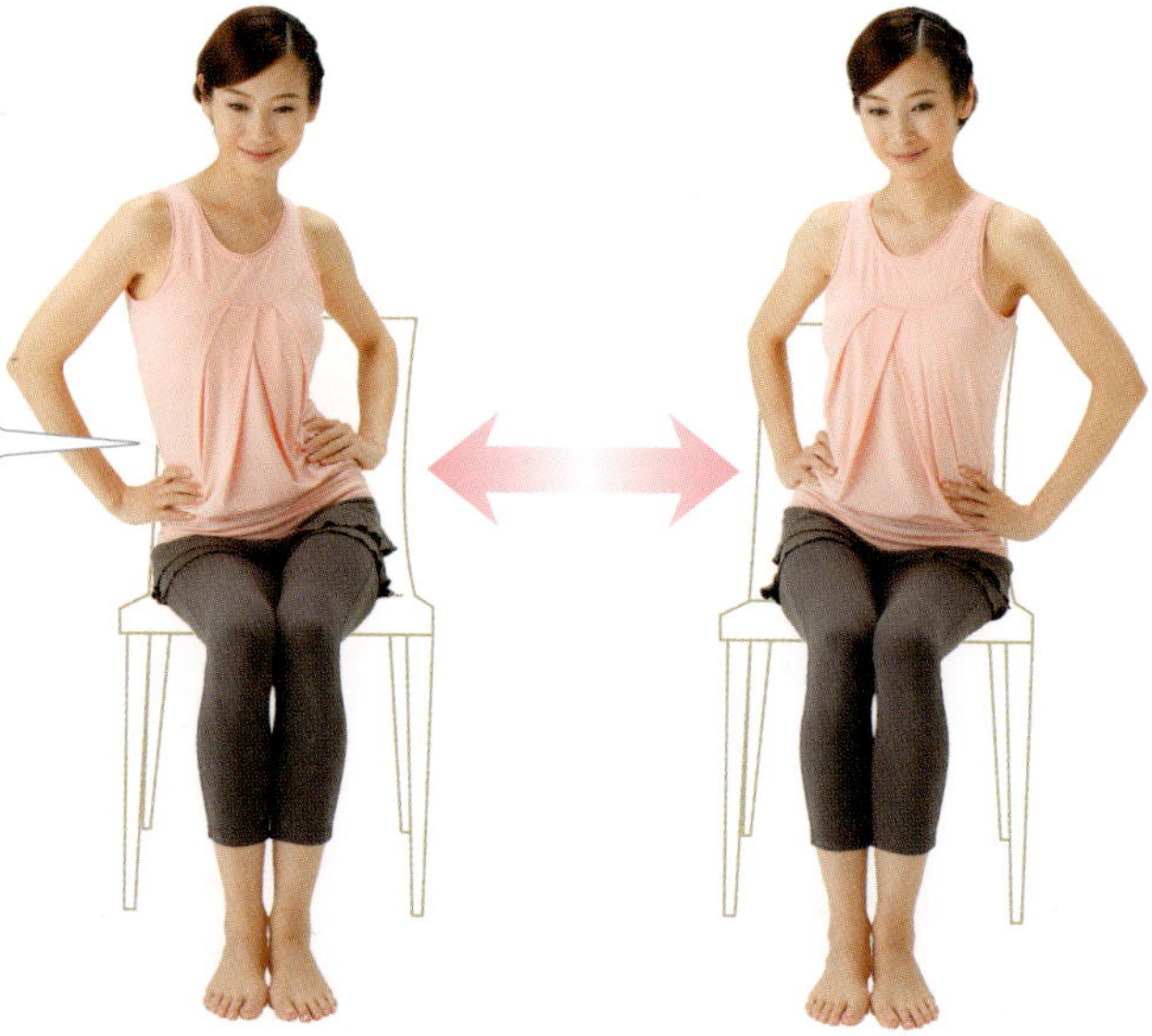

骨盤と肋骨のすき間を広げるイメージで、手で骨盤を下へ下げながら、肋骨を持ち上げる

肩と手だけを下ろす

7 肋骨を持ち上げたまま、手と肩を下ろす

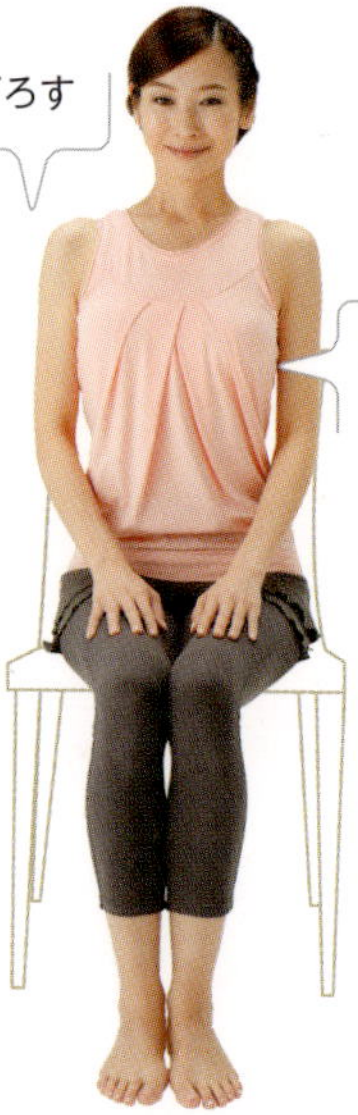

肋骨は持ち上げたままに

8 6～7を、毎日気がついたときに、何度も行う

ひとこと

このキレイな姿勢はつねに腹筋に力が入っているので、ウエストが細くなる

Part 3

じっくりと自力整体をしてみよう

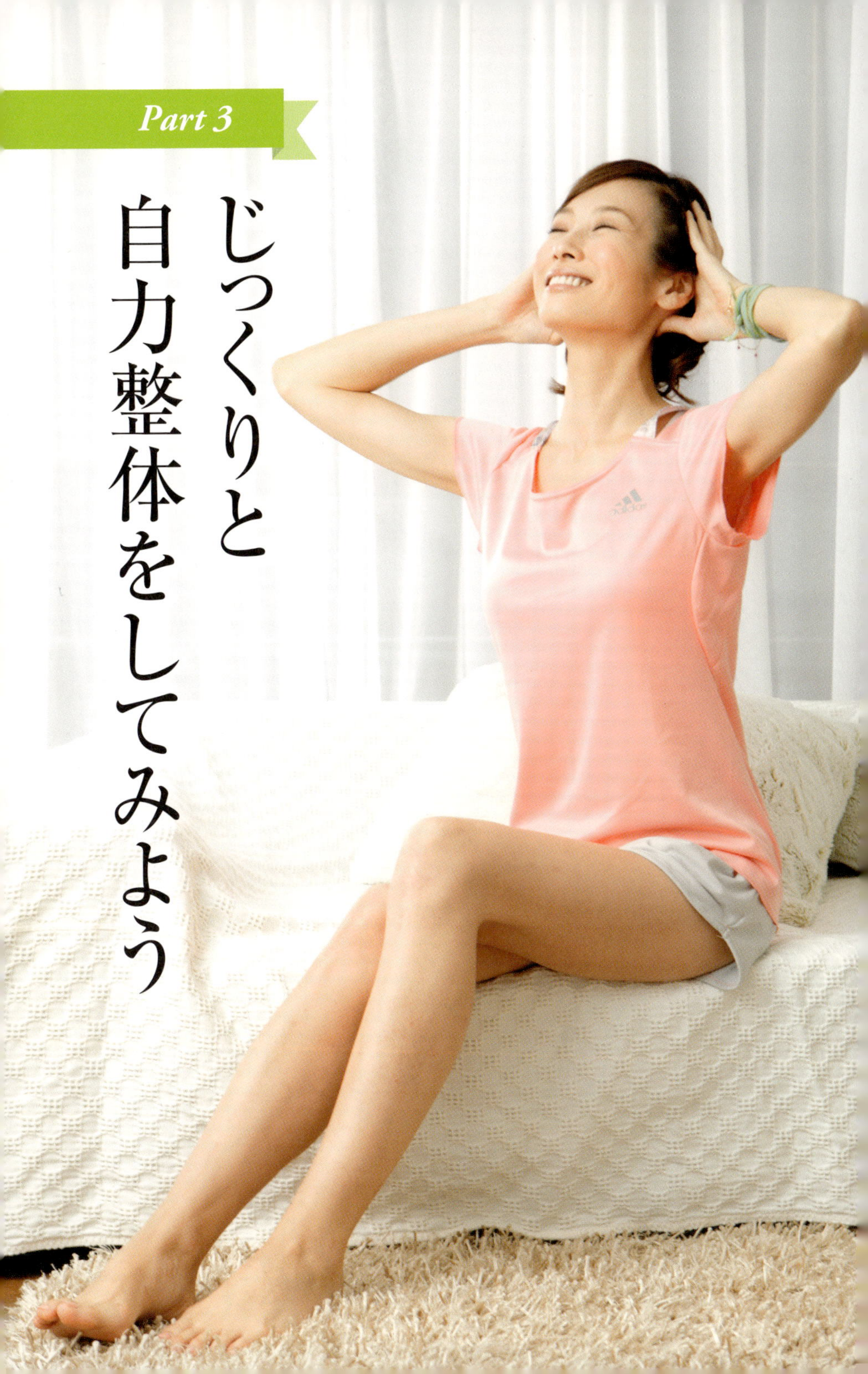

自分のカラダと向き合いましょう

カラダは言葉を発しません

楽しい仲間との食事や休日前のお酒など、つい、食べ過ぎたり、飲み過ぎてしまうものです。

また、テレビやDVDやネットを見たり、本を読んだり、ゲームをしたりすることで、睡眠時間を削ってしまうこともあるでしょう。

疲れているカラダにむち打って、仕事や家事を片づけることもあるはずです。

こんなとき、あなたのカラダは、少なからずムリを聞いてくれます。「やめて！」とは言いません。

でも、そんなムリを繰り返していると、〝カラダの声〟が症状となって表れます。ダルさ、こり、冷えなどがそれです。

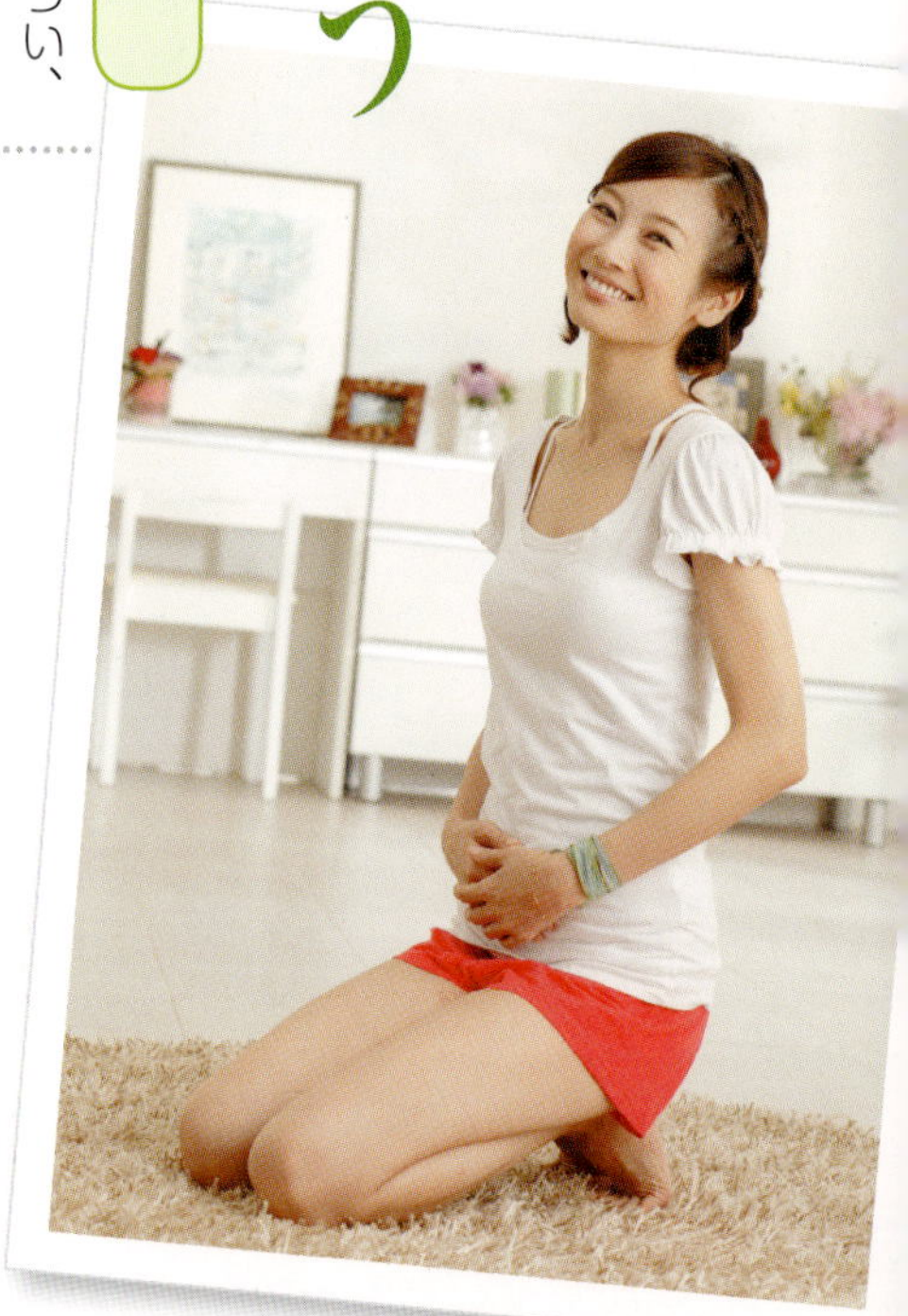

〝カラダの声〟を、無視し続けると、我慢できない痛みや、病気へと悪化していきます。

自力整体で〝カラダの声〟を聴く

このような状況にならないためには、カラダと向き合うことが必要です。

そのためのモノが自力整体。「ココがダルい」「コッチが凝ってる」「アノ部分が痛い」という、〝カラダの声〟に耳を傾けるのが、自力整体をする時間なのです。

Part2では、症状別に、手軽にできる自力整体を紹介しました。

しかし、本当はじっくりと時間をかけて、自分のカラダと向き合ってほしいと考えています。

実際、私の自力整体の教室では、自力整体の実技を100分程度行っています。教室の生徒さんは毎回、100分間かけて、自分のカラダとじっくり対話しているのです。

今回は短めの「20分弱」にカリキュラムを組んでみました。あなたにとっては、まだ長く感じるかも知れませんが、実際に実技をしてみると、とても短く感じるはずです。

ぜひ、次ページからの自力整体を試してみてください。とっても気持ちいいですから。

今回の実技の狙いと効果

今回の実技の内容は、「足腰の痛み」「むくみ・便の排泄」「ウエストの引き締め」に効くように、大きく分けて「足首周辺」「腰」「骨盤」の3つをほぐすことに焦点を当てています。

足首や足の指、足の裏などには、肩・首のこり、便秘、むくみ、冷え症、股関節の痛みなど、いろいろな症状に効く、とても重要なツボがたくさんあります。最初は、それらを刺激することに重点を置いた実技を集めています。

腰回りのほぐしは、腰痛やひざの痛みなど、足腰の痛みに効果がある実技をまとめました。

骨盤は、健康や美容の最重要ポイントなので、骨盤のほぐしは欠かせません。ですから、仙腸関節（➔50ページ）や股関節など、骨盤周辺の関節をじっくりとほぐす実技も組み込んでいます。

また、少しだけですが、「首」や「肩」をほぐす実技も取り入れています。

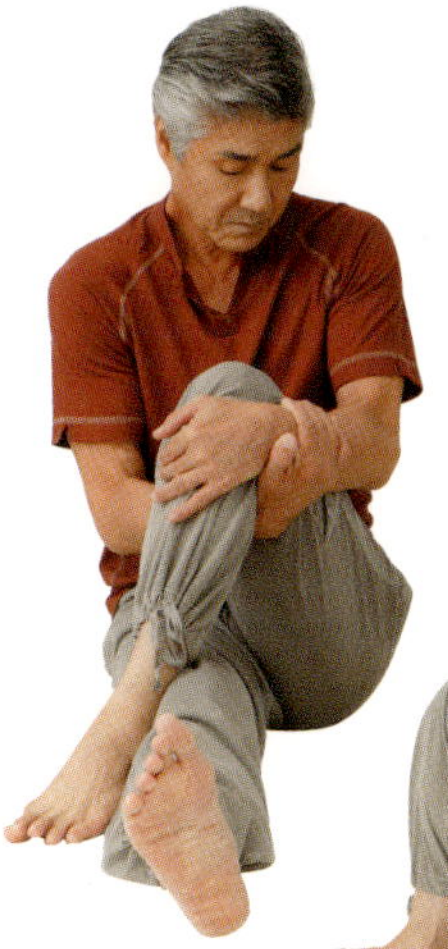

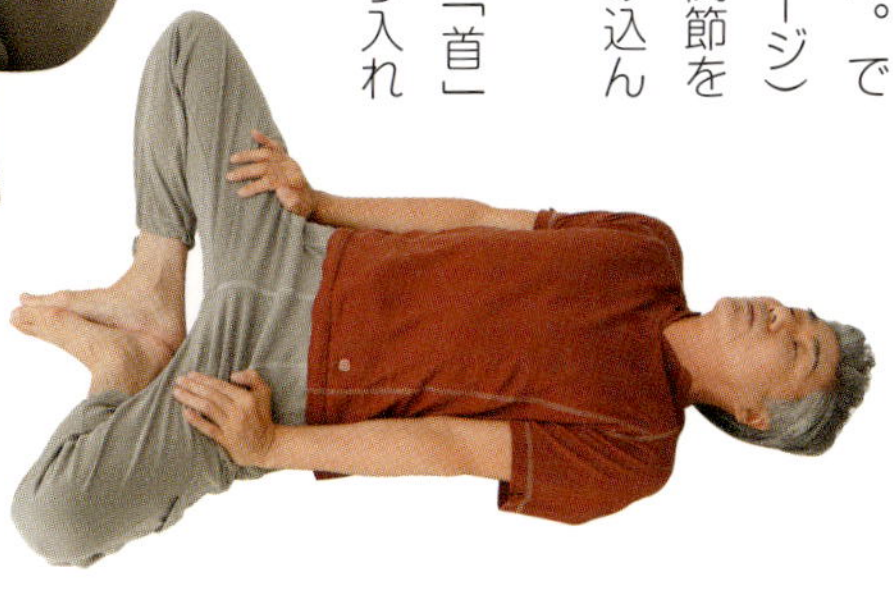

DVD 11 1

足の親指回し

足の親指を刺激すると、肩や首のこりがラクになり、同時に股関節も柔らかくなります。

1 足の親指を握り、手前に引っ張り上げる

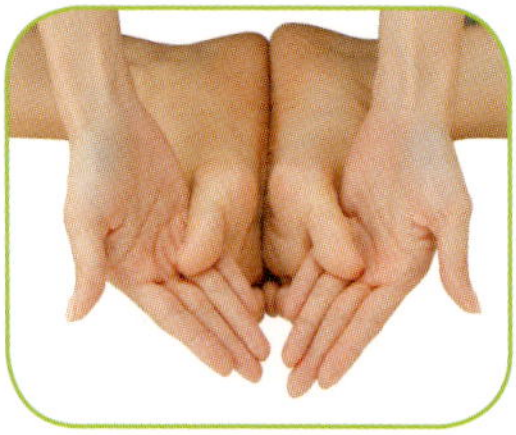

足の親指と人差し指の間に、手を入れて握る

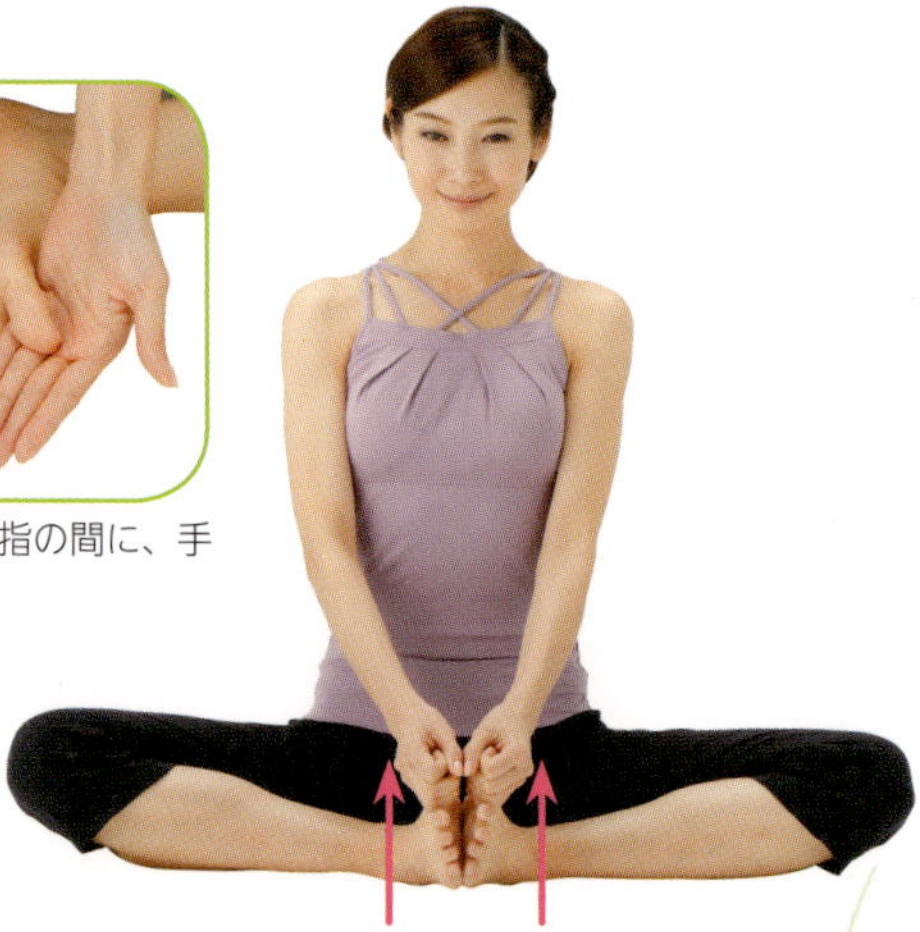

2 親指を大きく回しながらカラダを前後に揺する

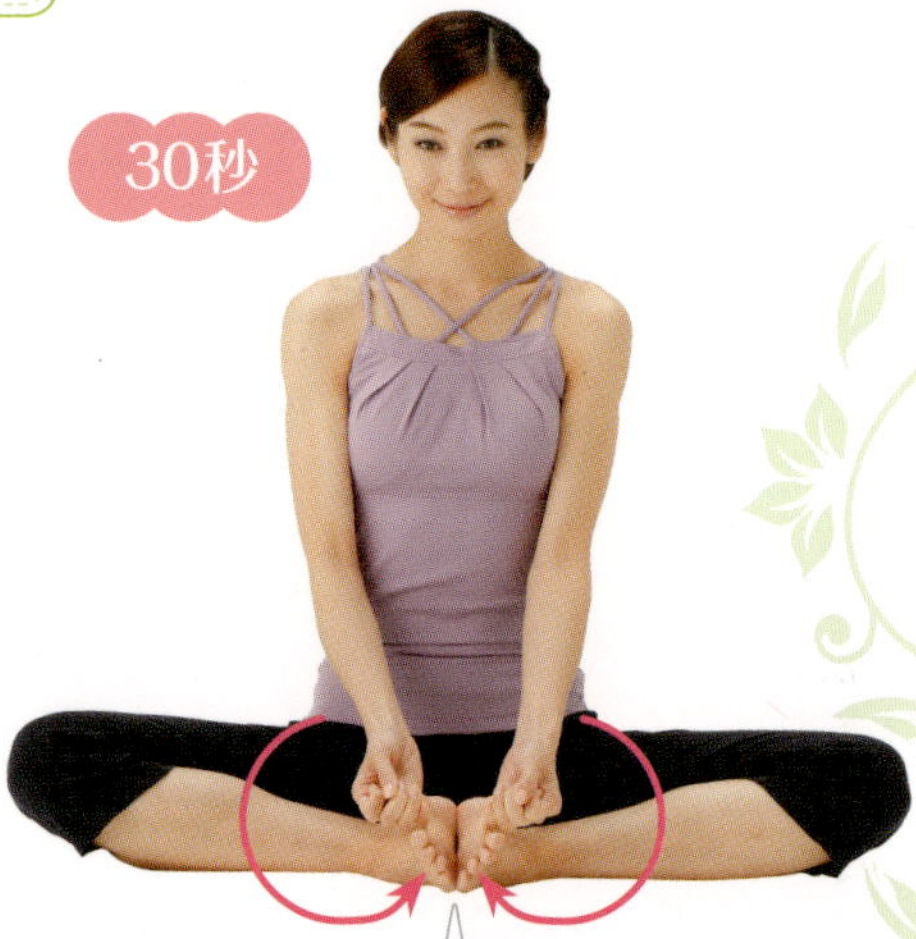

親指を上げ下げして、刺激を与えてもOK

DVD 11 2

足の裏踏み

土踏まずや足首を刺激すると腰痛をはじめ、冷え症や便秘、むくみなどが改善されます。また、足首もキュッと引き締まります。

1 左足の親指に近い土踏まずから順に、3カ所の土踏まずを右のかかとで踏む

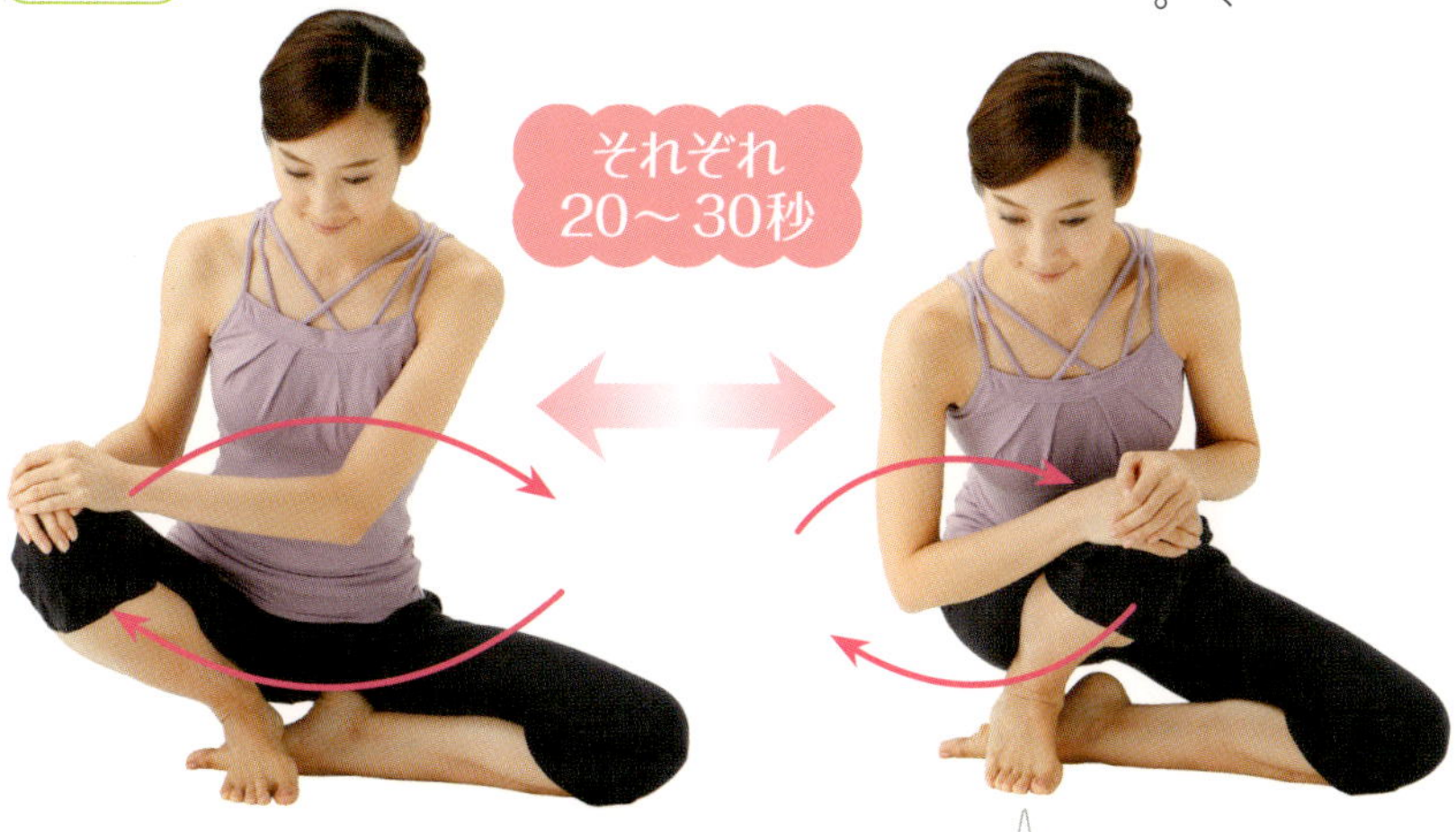
それぞれ
20～30秒

ひざを左右に、ゆっくりと大きく動かしながら踏む

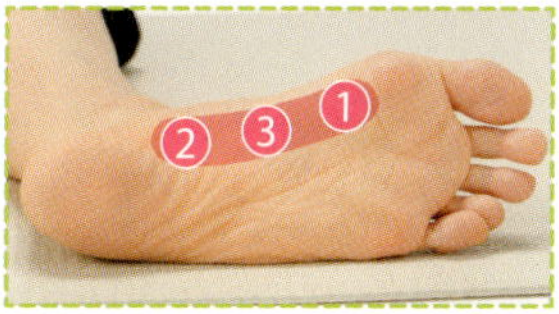

①親指に近いところ、②かかとに近いところ、③真ん中の順に、3カ所の土踏まずを踏む

つづく

2 左手でカラダを支え、左ひざを浮かせて右手で抱え込むように持ち上げる

つづき

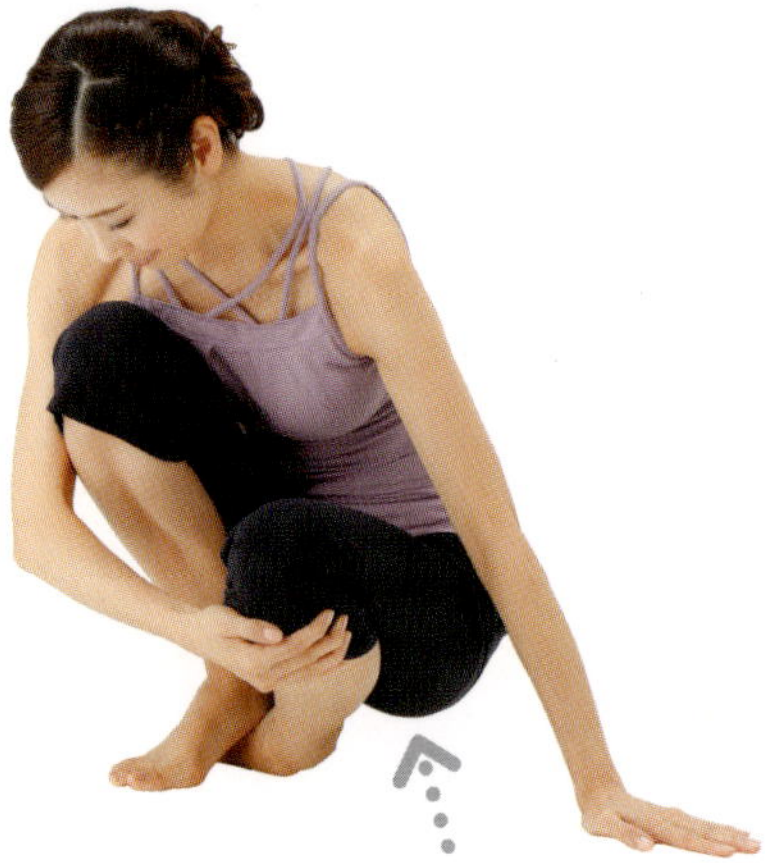

3 抱えたヒザを胸に引きつけていき、頭も下げる

硬 足首に刺激を与え過ぎないように

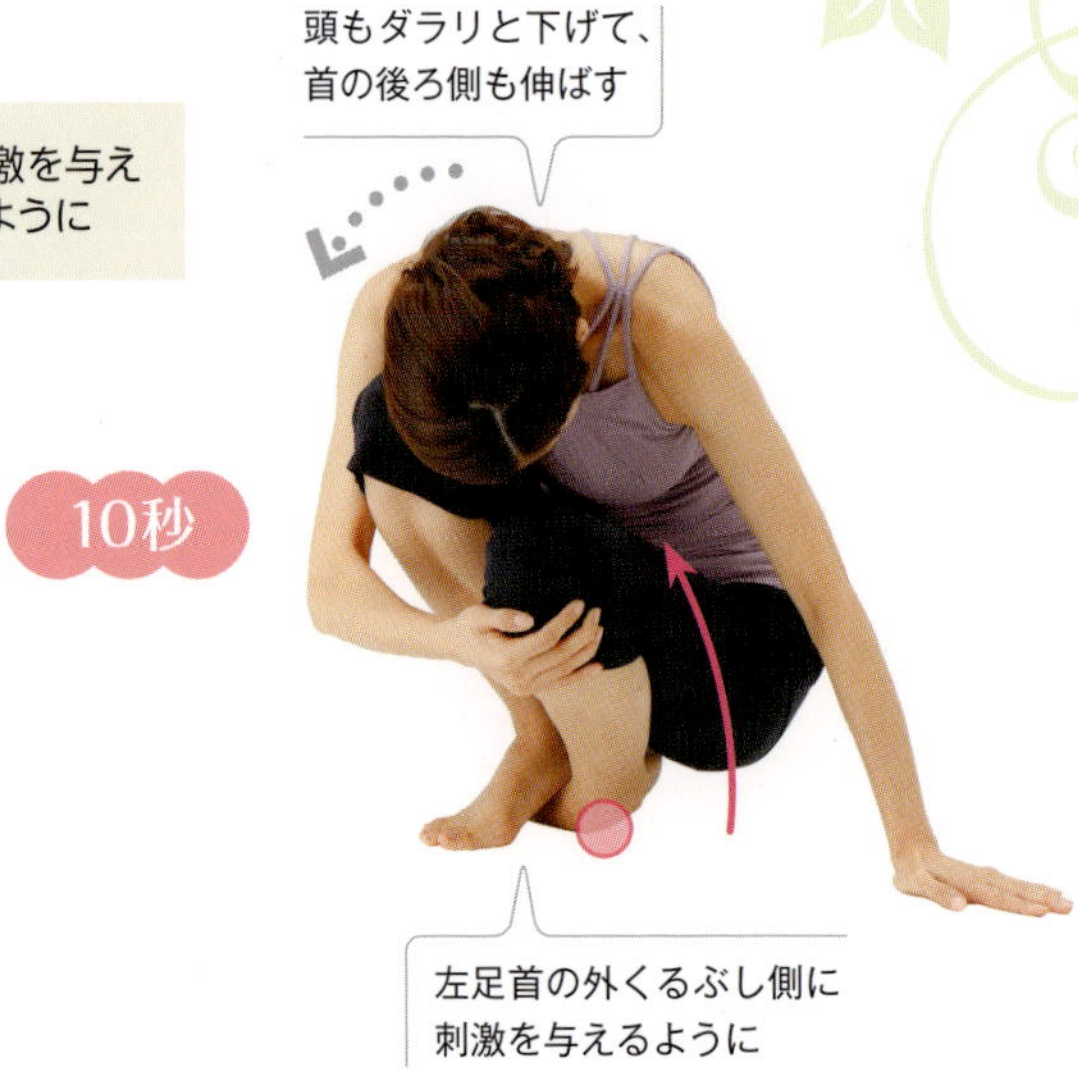
頭もダラリと下げて、
首の後ろ側も伸ばす
10秒
左足首の外くるぶし側に
刺激を与えるように

4 両手で右ひざを前に押し出し、右のアキレス腱を伸ばす

10秒

5 反対側（1～4参照）も同様に行う

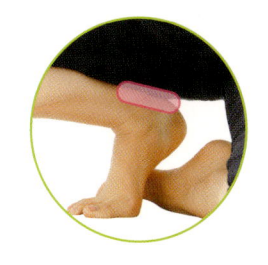

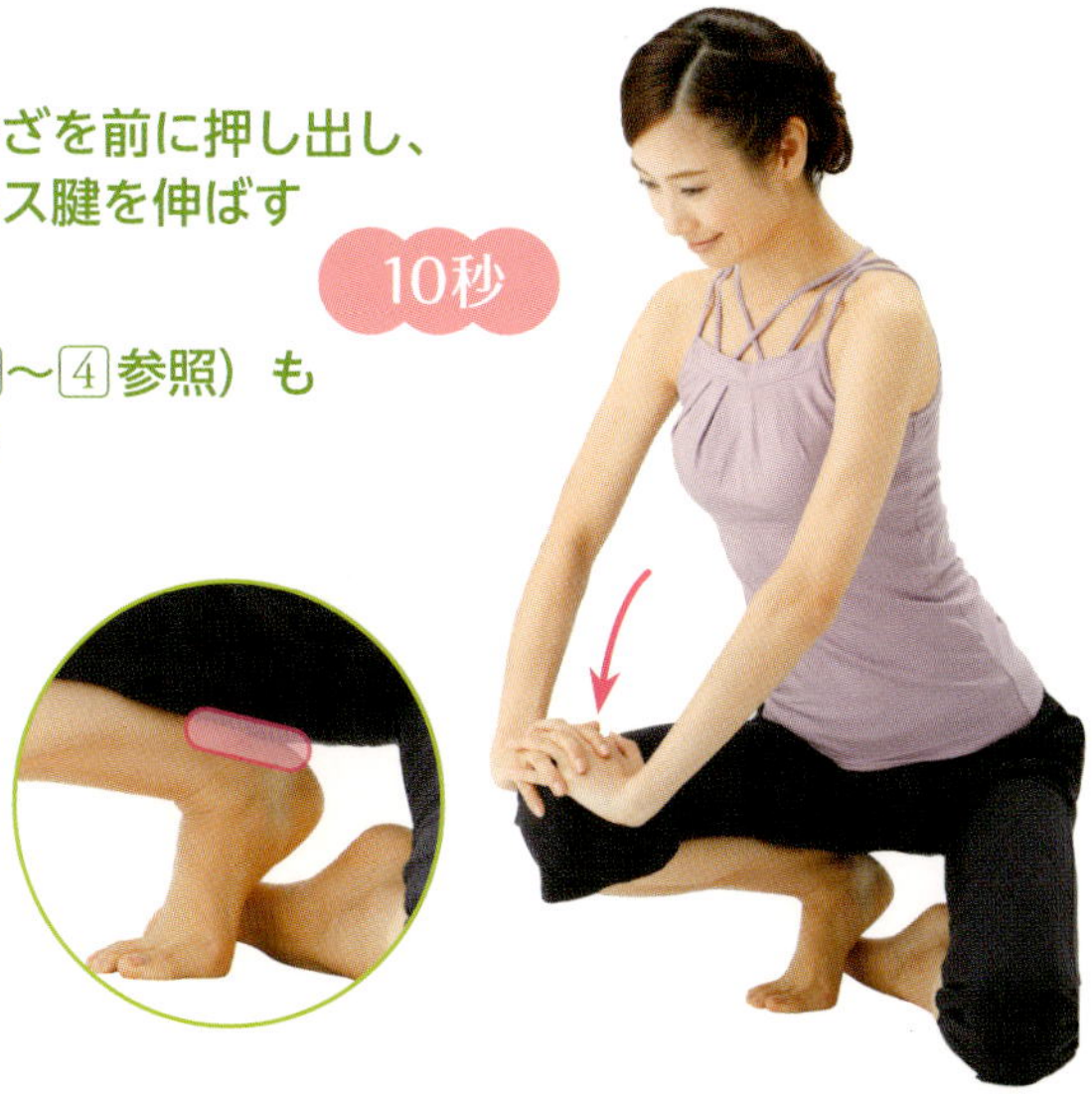

DVD 11

3

足首のトントン刺激

足首の刺激は、足先の冷えを解消する働きや、足のむくみとりに効果があります。また、ひざの痛みにも効きます。

1 かかとを揃えてしゃがみ、両手を床につける。カラダを上下にバウンドする

背中を丸めながら、かかとを床につけようとしていく

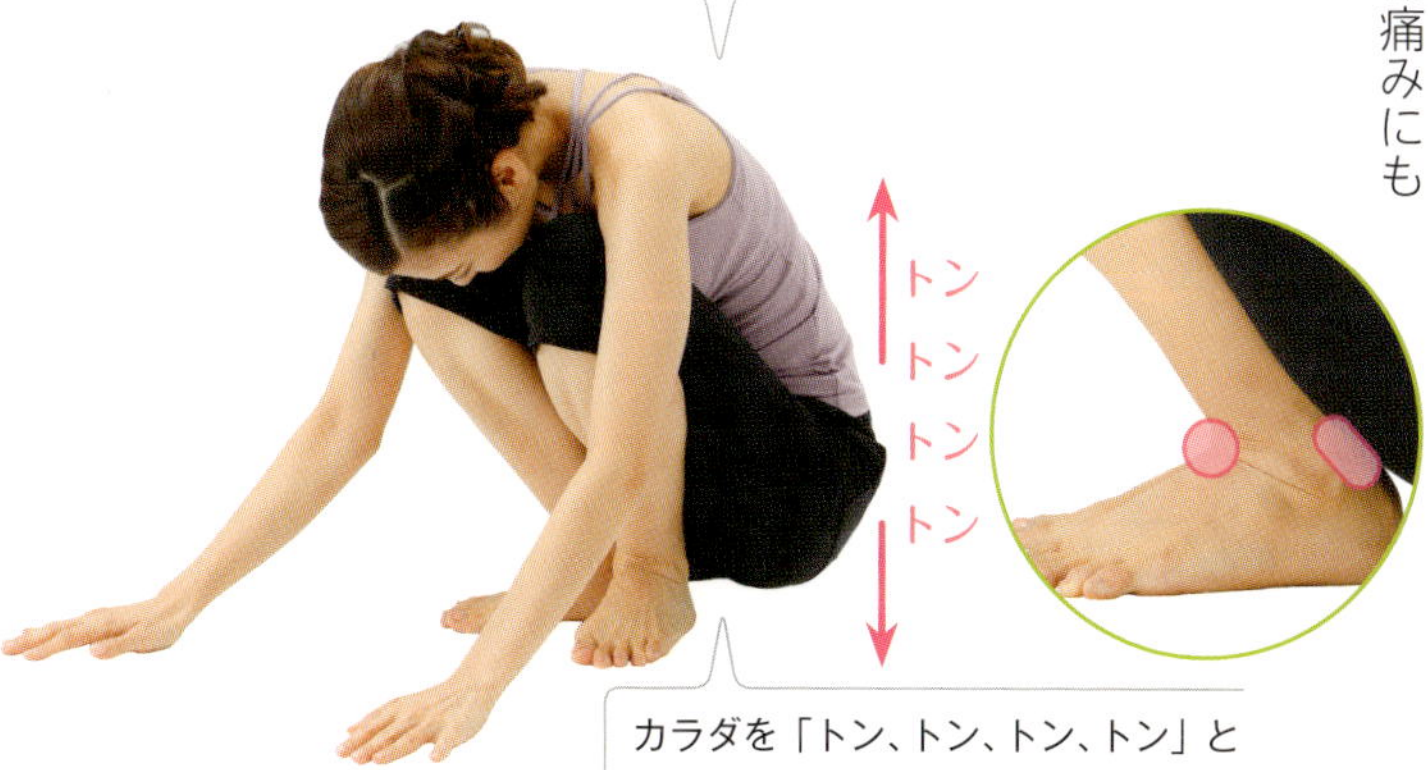

カラダを「トン、トン、トン、トン」と上下しながら、足首に刺激を与える

DVD 11 4

ひざ倒しウエストねじり

この実技は腰痛や座骨神経痛、ひざの痛みに効果があります。もちろん、ウエストを細く引き締める効果もあります。

1 両脚を前に伸ばして座り、手で足先をつかんで前後にカラダを揺する

硬 手が届かない人は痛くない程度に

ひとこと
次の②~④を行った後は、より前に曲がるようになる

背中を曲げずに、おへそを太ももに近づけるイメージで

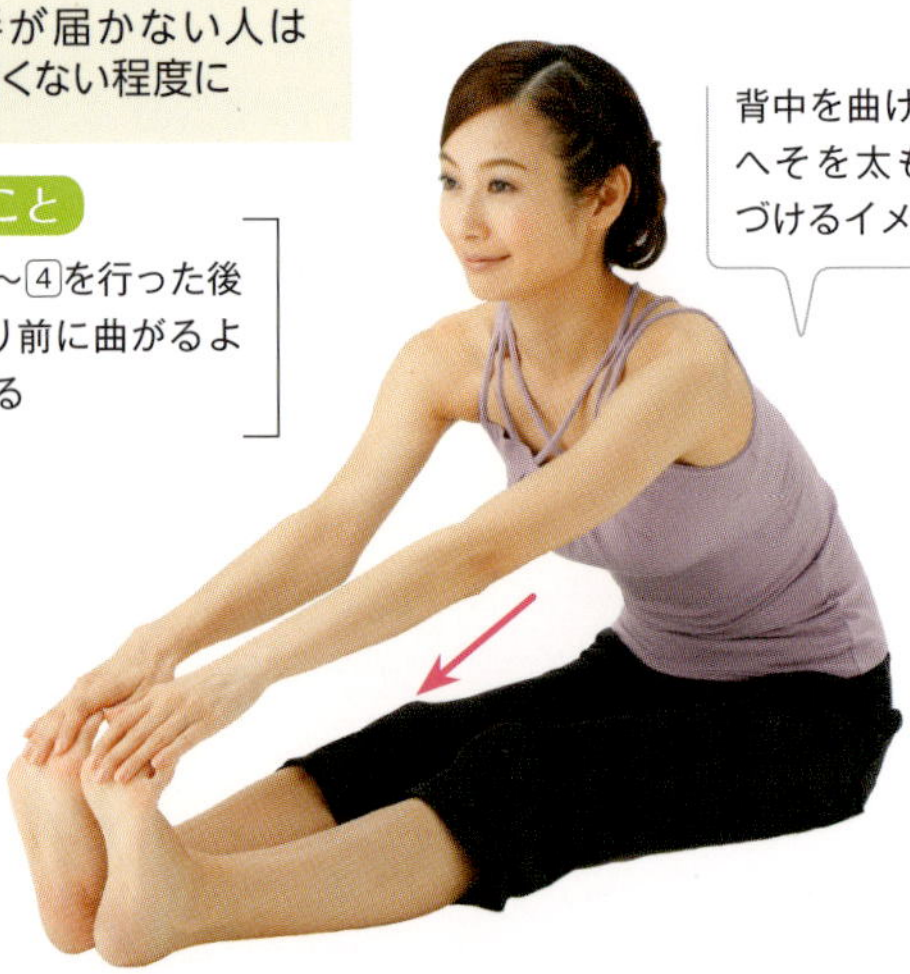

2 左脚を曲げて、左の足の裏を右の内股につける

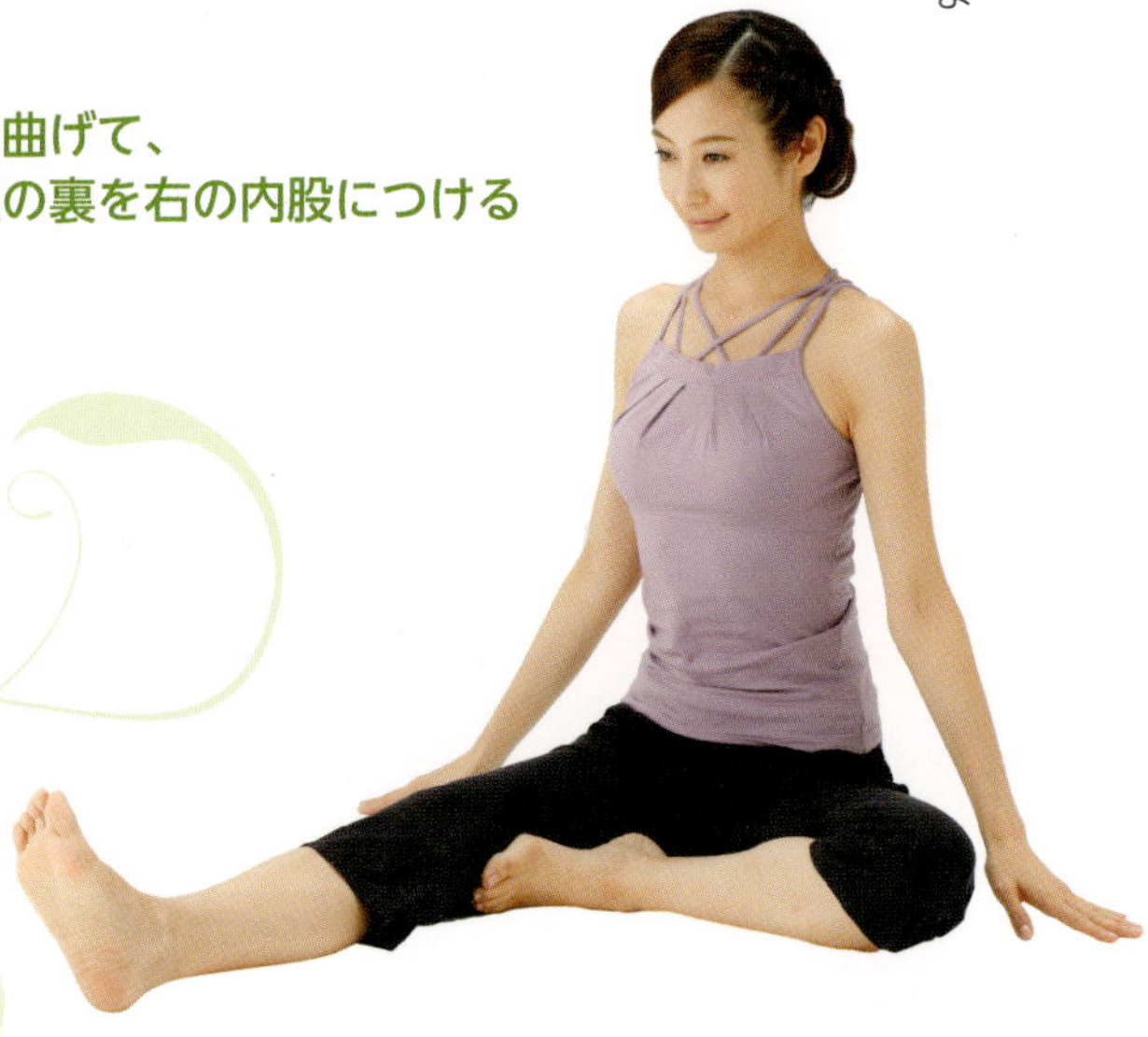

3 右の足の裏にタオルを引っかけ、左手でタオルをつかみ、右へカラダをねじる

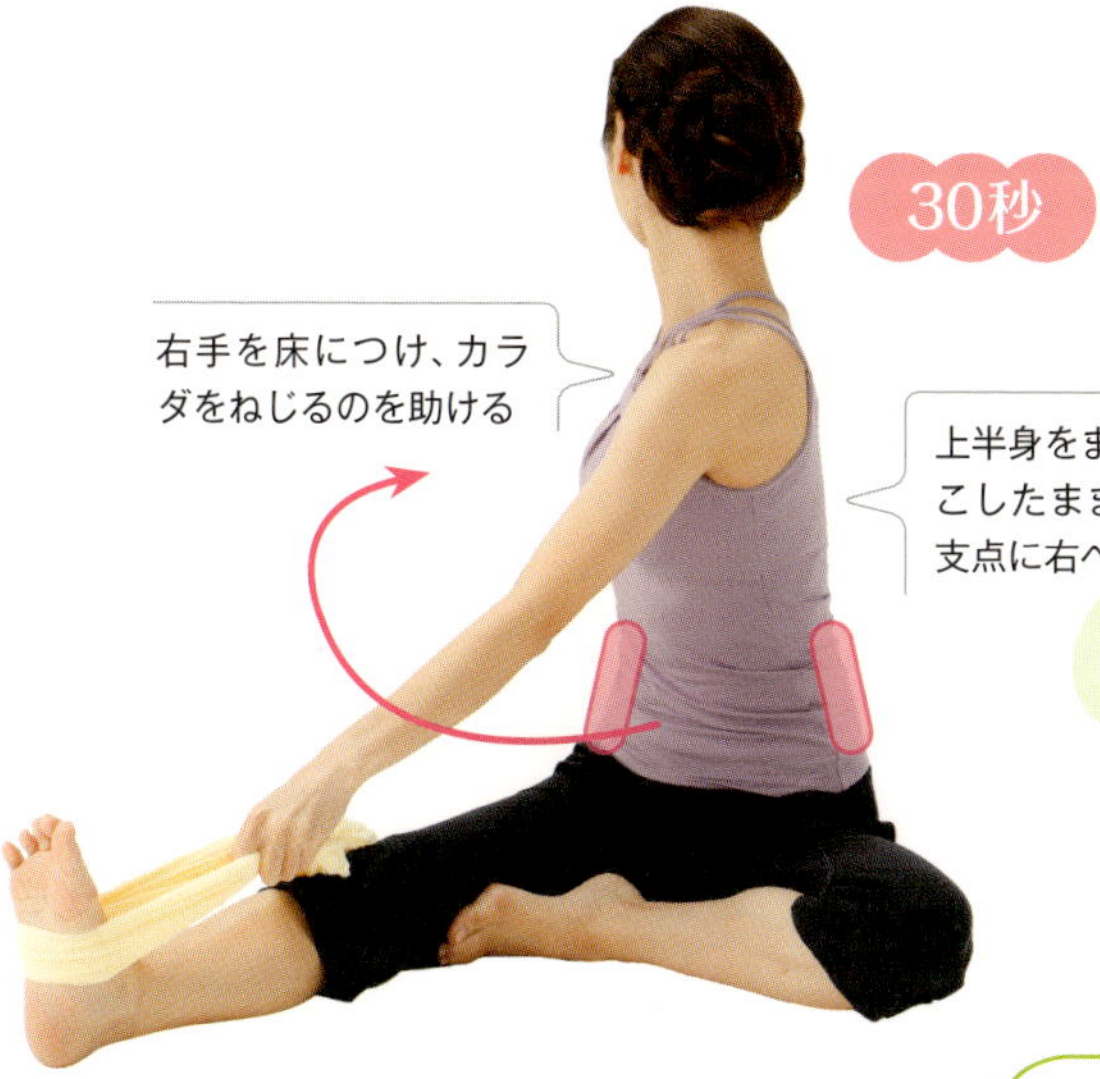
30秒
右手を床につけ、カラダをねじるのを助ける
上半身をまっすぐに起こしたまま、おへそを支点に右へねじる

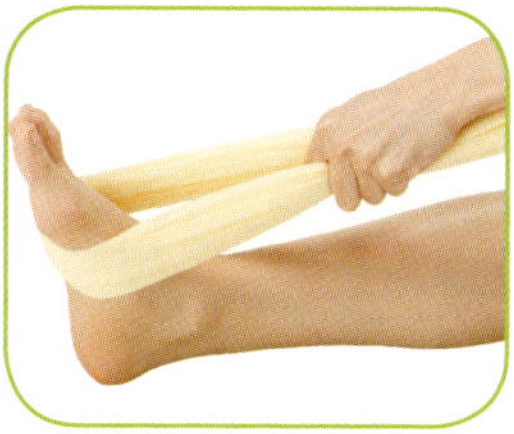
人差し指をタオルの間に入れてつかむ

4 反対側（2～3参照）も同様に行う

5 自分のペースで、左右（1～4）を何度か行う

ひとこと

最後に、前屈（1）をして、カラダがほぐれたことを確認しよう

DVD 11 5

ひざ立てウエストねじり

この自力整体は、腰痛や座骨神経痛、ウエスト痩身はもちろんのこと、便秘やむくみの解消にも効きます。

1 左の脚を立てて
右ひざの外側に持っていき、
左手で左のひざのすぐ下をつかむ

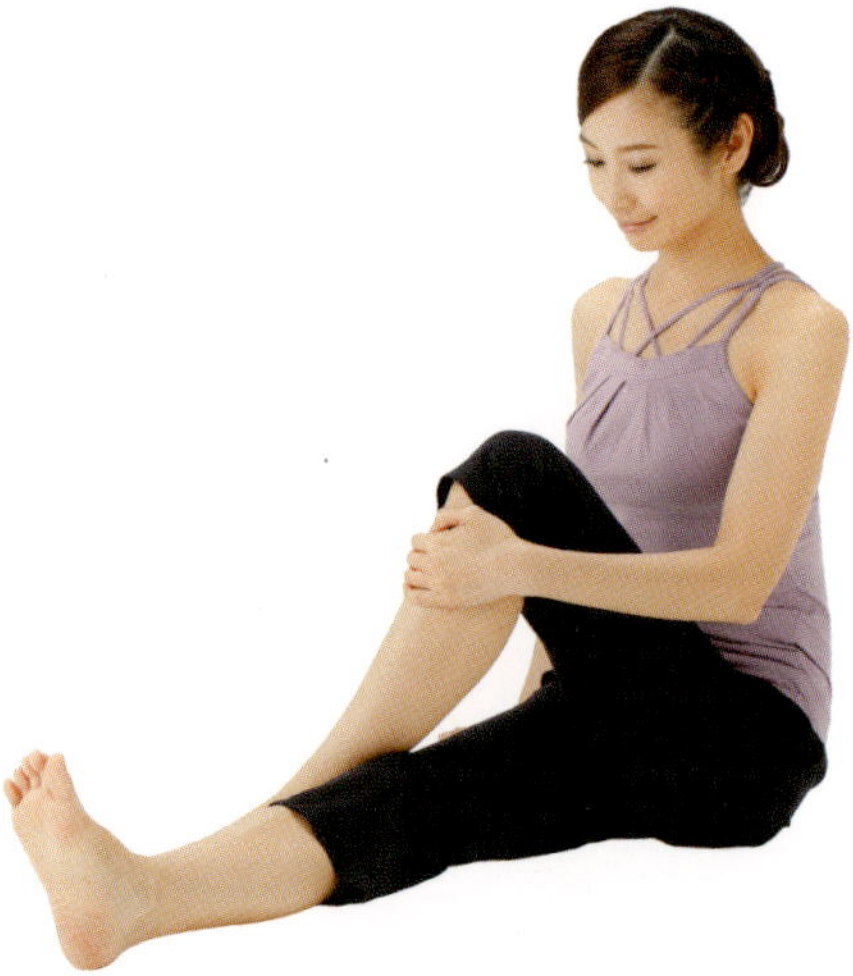

2 右手を左脚の間に通して
左腕をつかむ

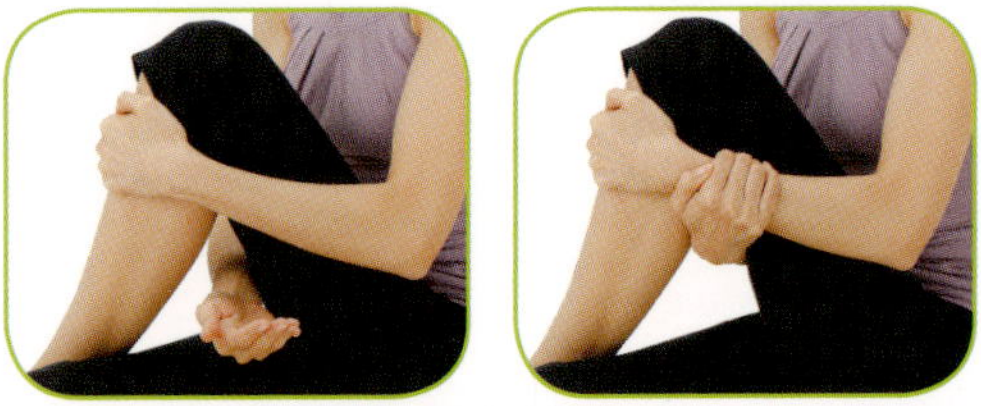

右手を左ひざの下を通してから左腕をつかむ

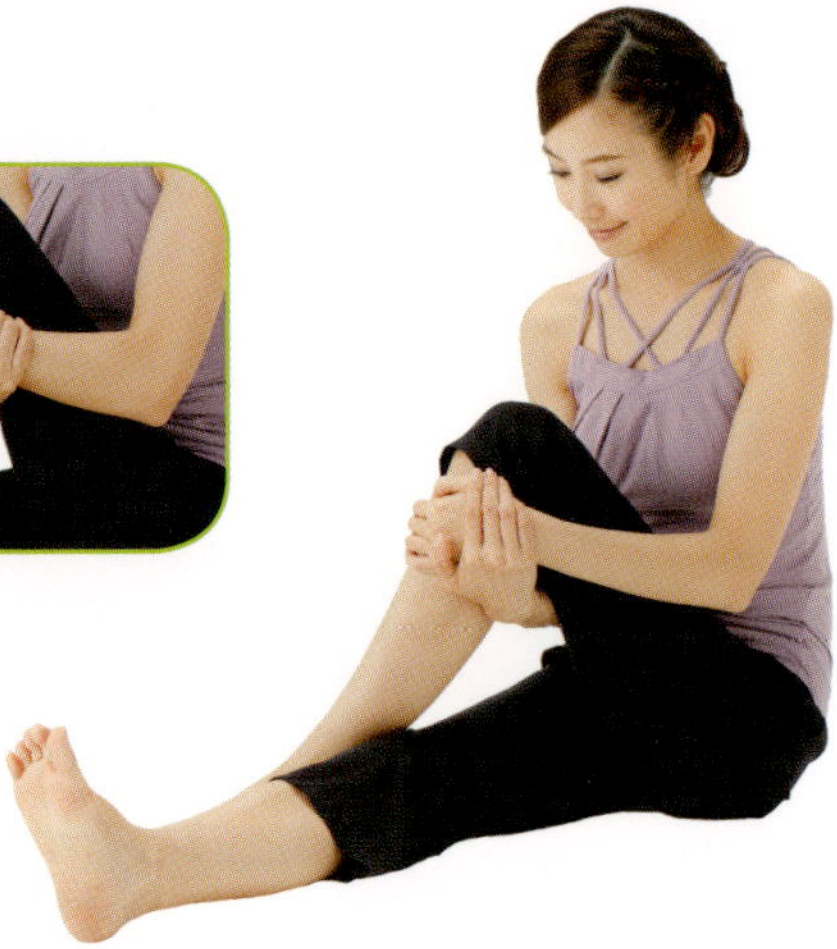

3 両手で左のひざを右側に押し、上半身とお腹は、反対側の左へねじる

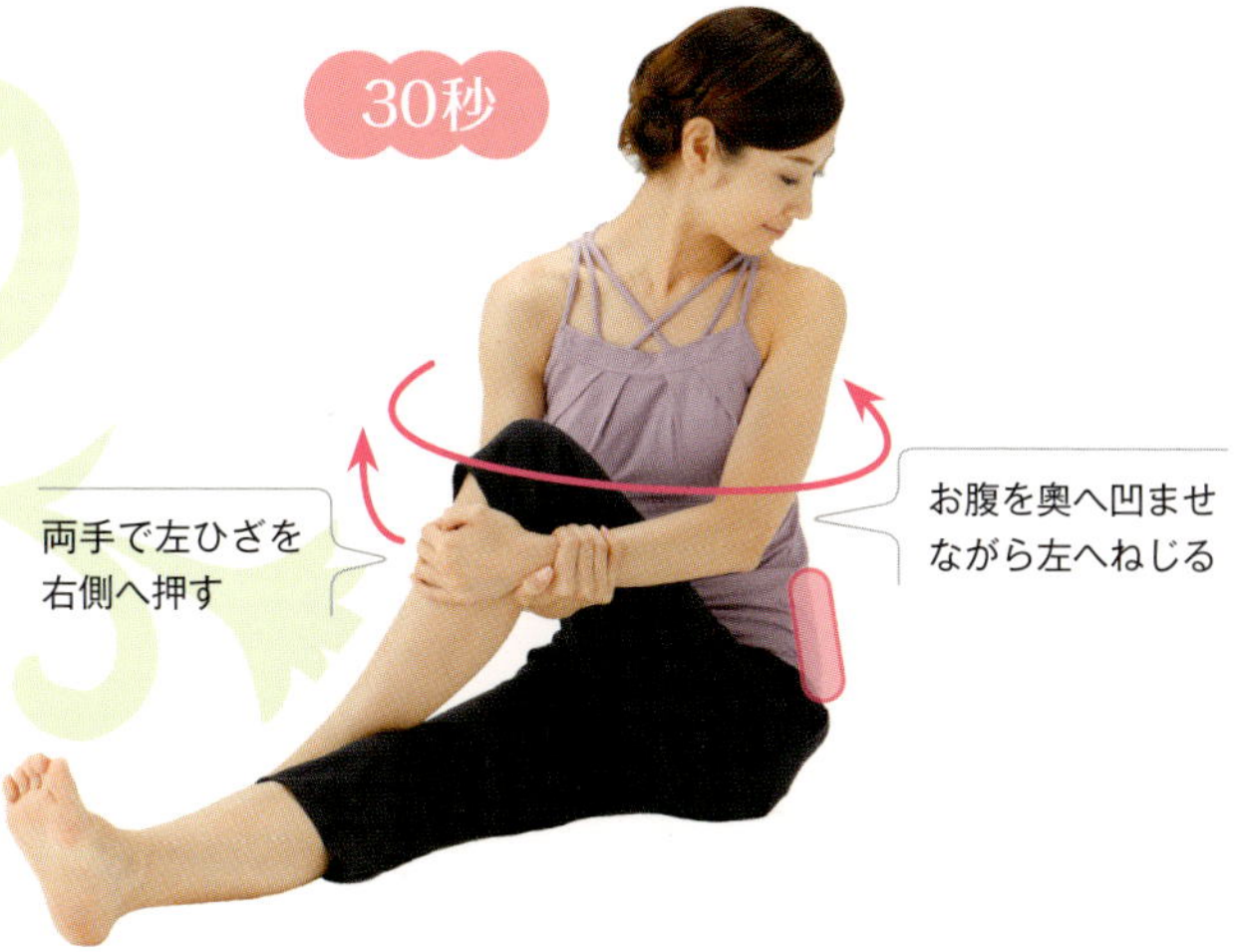
30秒
両手で左ひざを
右側へ押す
お腹を奥へ凹ませ
ながら左へねじる

4 反対の右側へのねじり（1～3参照）も同様に行う

5 自分のペースで左右（1～4）を何セットか行う

ひとこと

前屈（→82ページ1）をして、カラダがほぐれたことを確認しながら行おう

DVD 11 6

骨盤ほぐし

腰椎のすき間を広げながら、骨盤の左右のゆがみを整えます。骨盤のゆがみが治れば、腰痛、ひざの痛み、便秘、生理痛、生理不順、肩こり、首のこり、頭痛、冷え症、むくみなど、すべての症状がなくなっていきます。

1 あおむけになって、左の足の裏にタオルを引っかけて、脚を天井方向に上げる

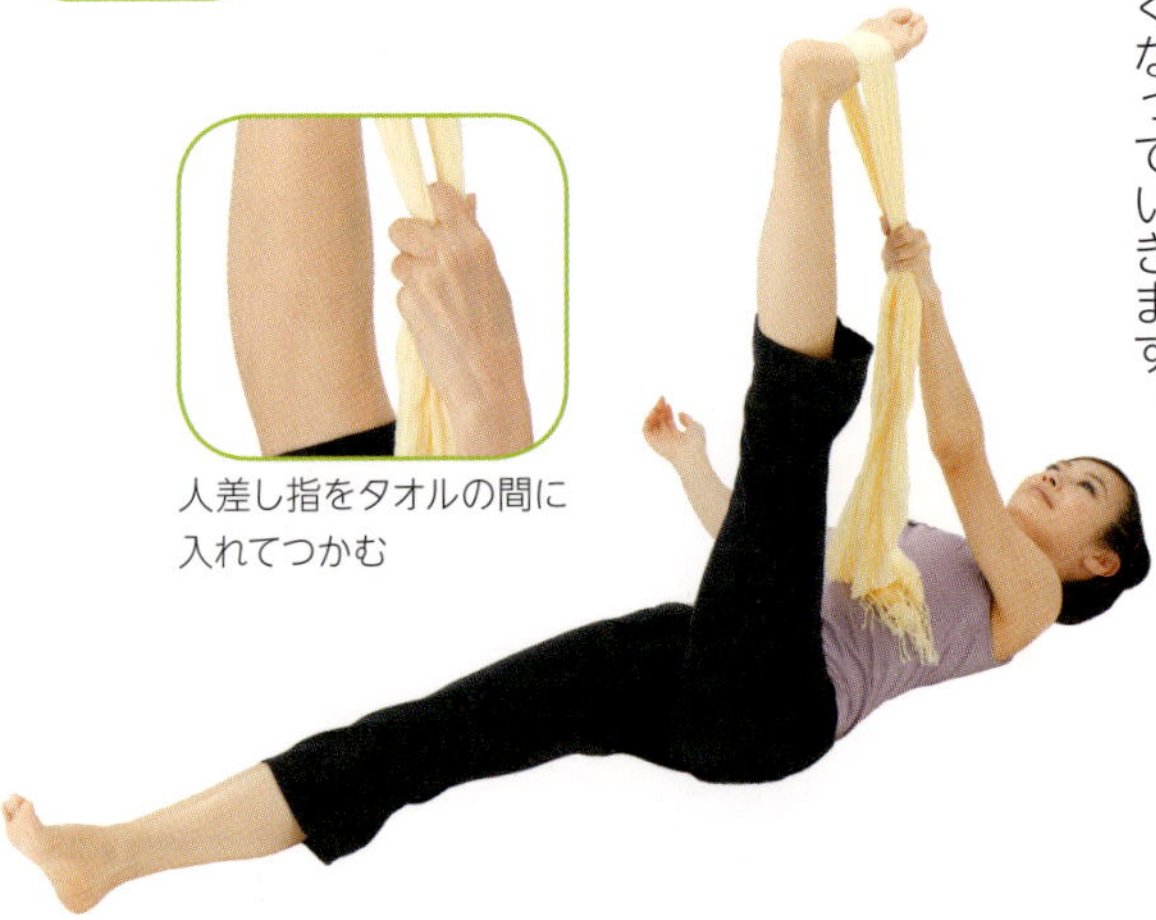

人差し指をタオルの間に入れてつかむ

2 右手で右の骨盤を押さえて、左脚はタオルを蹴りながら外側に開き、左脚を揺する

硬 タオルを長めに持って、手と足を離して行う

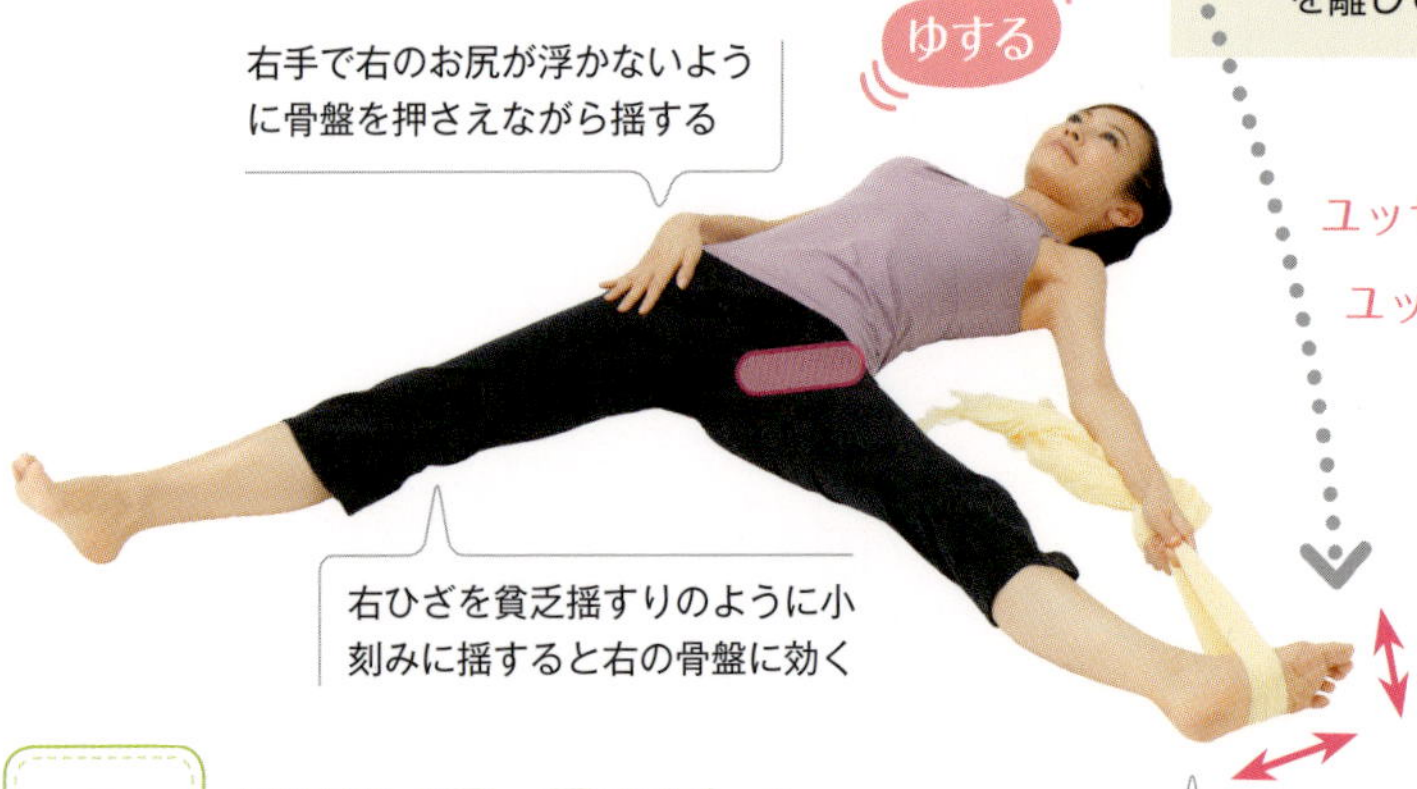

右手で右のお尻が浮かないように骨盤を押さえながら揺する

右ひざを貧乏揺すりのように小刻みに揺すると右の骨盤に効く

左脚を床に沿って上下に揺すったり、天井方向に上下に揺すり骨盤や股関節をほぐす

3 反対側（1〜2参照）も同様に行う

DVD 11 7

腰のゆらゆらほぐし

ここでも腰椎のすき間を広げながら、骨盤や股関節をほぐします。骨盤のゆがみを正すことがすべての不調や痛みを治し、同時にスタイル維持に有効です。

1 両方の足の裏にタオルを引っかけ、顔のほうに何度か引き寄せて腰を伸ばす

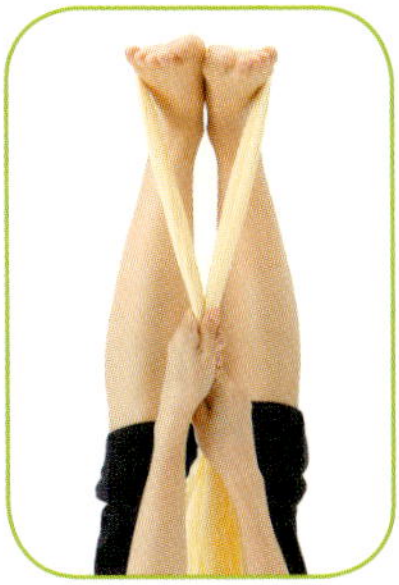

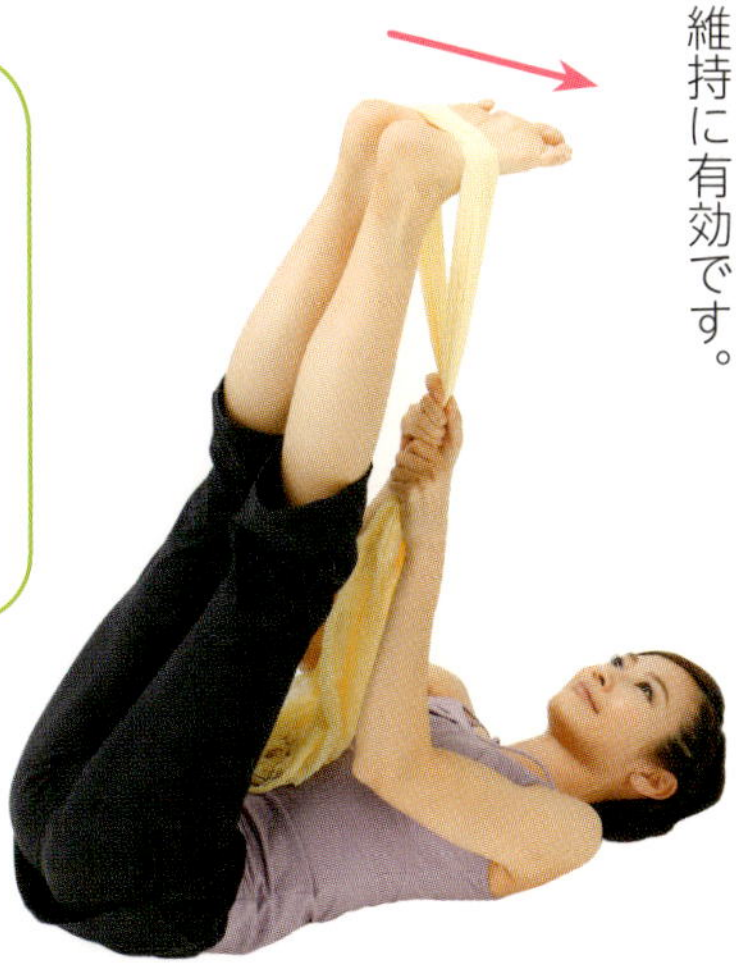

2 ひざを曲げて足の裏同士をあわせ、タオルを持ち替える

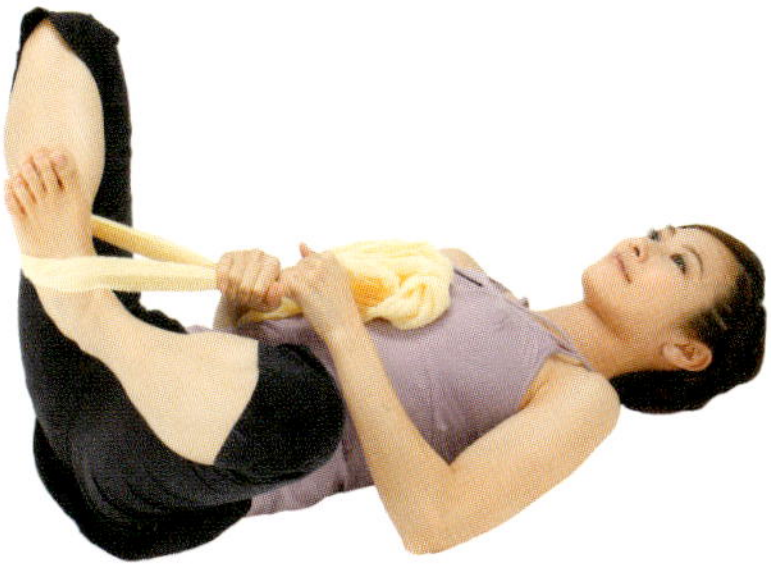

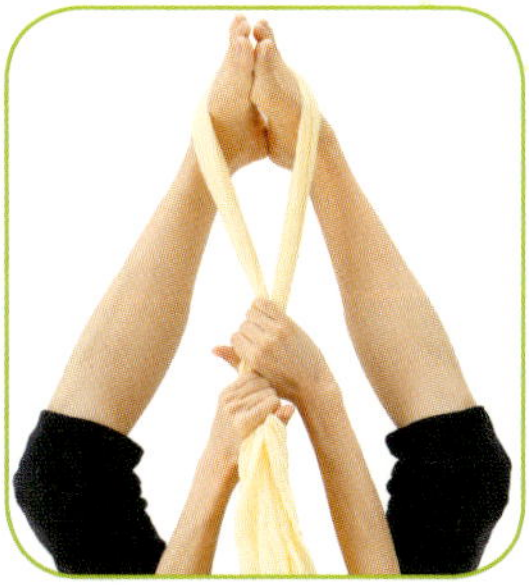

手の親指が、顔側にくるようにタオルを持ち替える

つづく

3 かかとをお尻を近づけながら床につける。ひざやお尻、頭を左右に揺する

つづき

左右にカラダを揺すりながら、
股関節や腰、背骨、首をほぐす

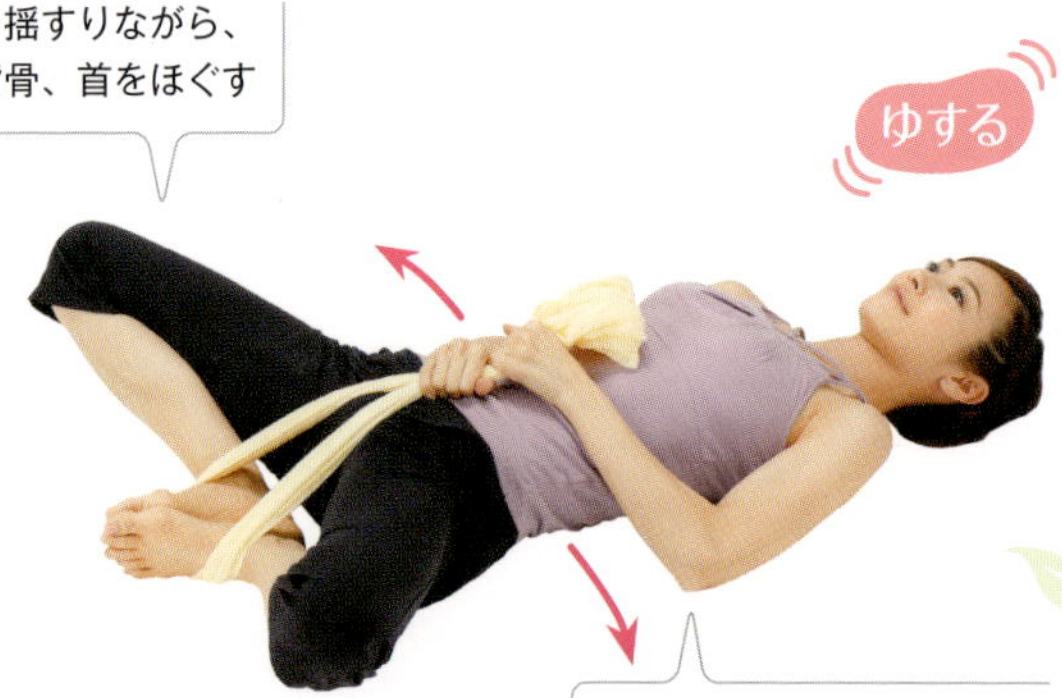

両手でタオルを顔のほうへ
引っ張りながら行う

4 タオルから手を離し、両方の手の平を太ももの付け根に置く

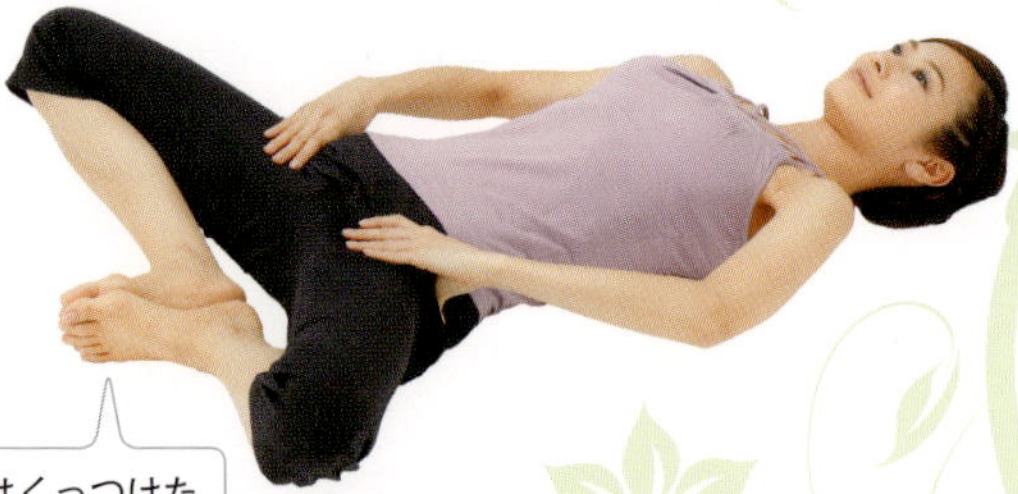

両方の足の裏はくっつけた
ままで

5 足首のほうに向かって脚を両手で押し下げ、ひざを上下に揺する

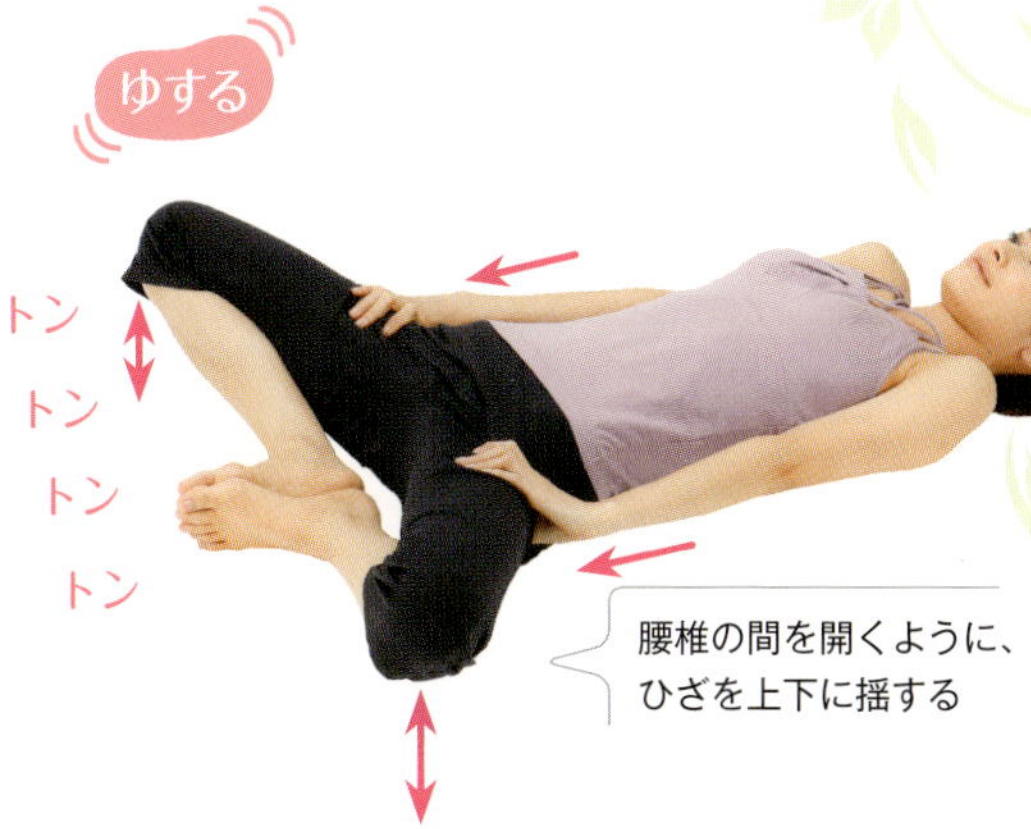
ゆする
トン
トン
トン
トン
腰椎の間を開くように、
ひざを上下に揺する

DVD 11 8

肋骨の引き上げ

肋骨を引き上げながら、上側（頭のほう）の背骨のすき間を広げます。これは首・肩のこりや猫背、目の疲れに効き、バストもアップします。

1 人差し指だけを伸ばして、両手を胸の前で組む

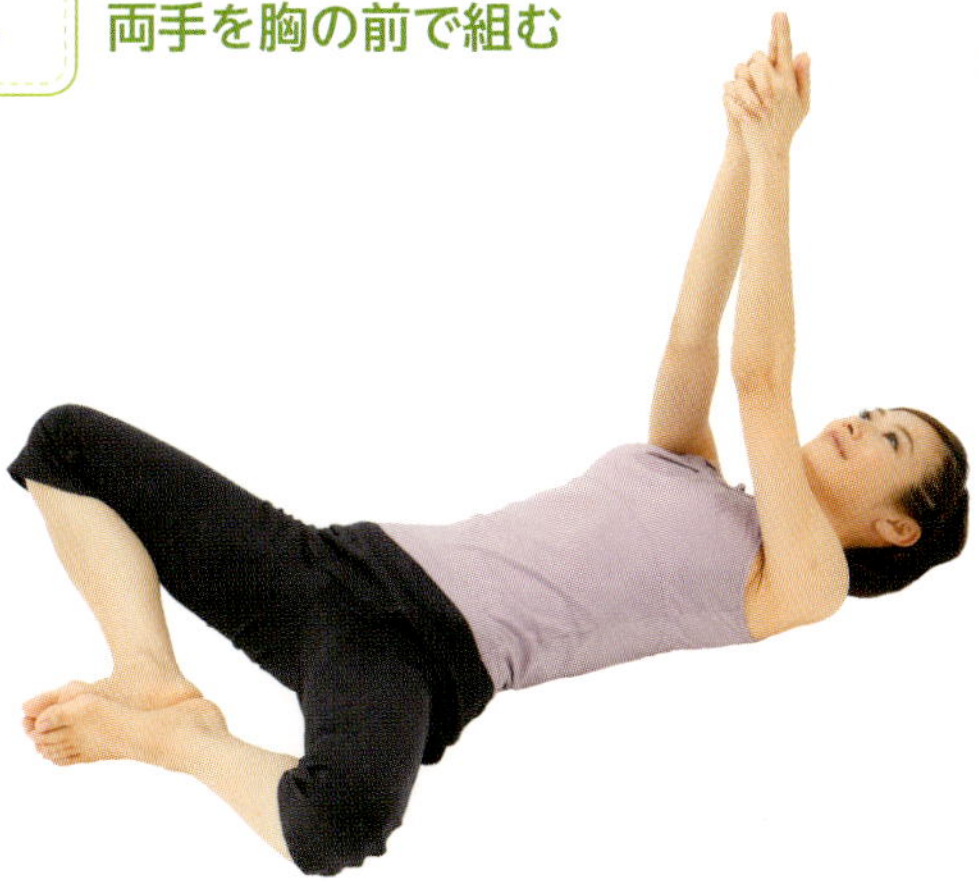

つづく

つづき

2 手を頭上に上げて人差し指で床を「チョン、チョン」と触る

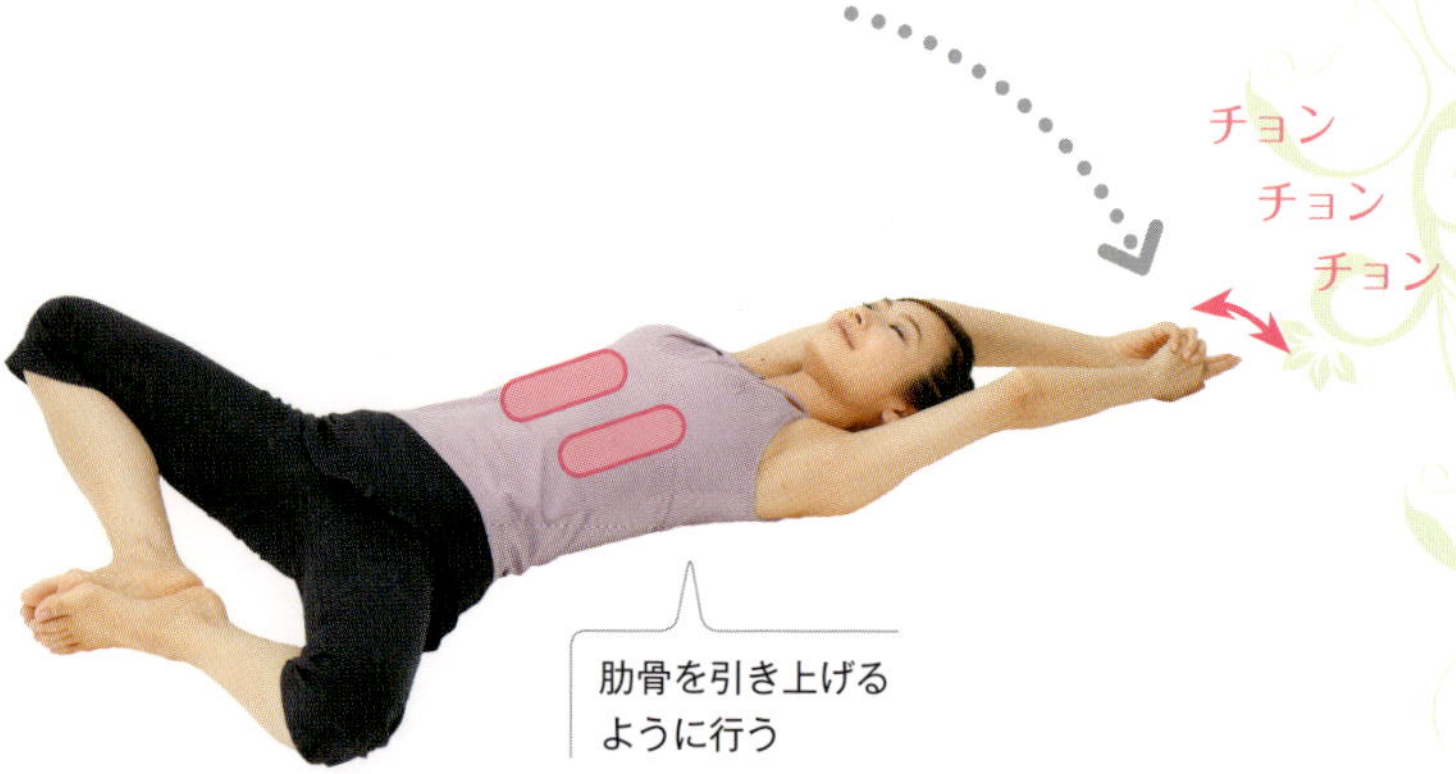
チョン
チョン
チョン
肋骨を引き上げるように行う

DVD 11

9 首の引っ張りほぐし

首を引っ張って、首のこりや肩のこりをとります。この自力整体は猫背やバストアップにも効果があります。

1 頭の後ろで手を組み、首を手前に引っ張り、首の後ろを伸ばす

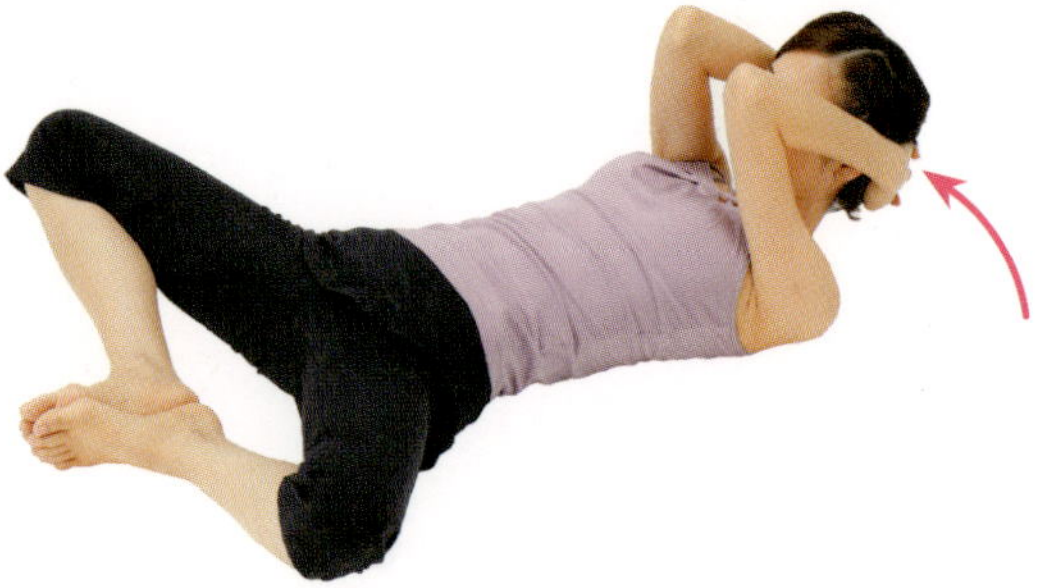

2 少し右側を向いて左首を伸ばしたり、左側を向いて右首を伸ばす

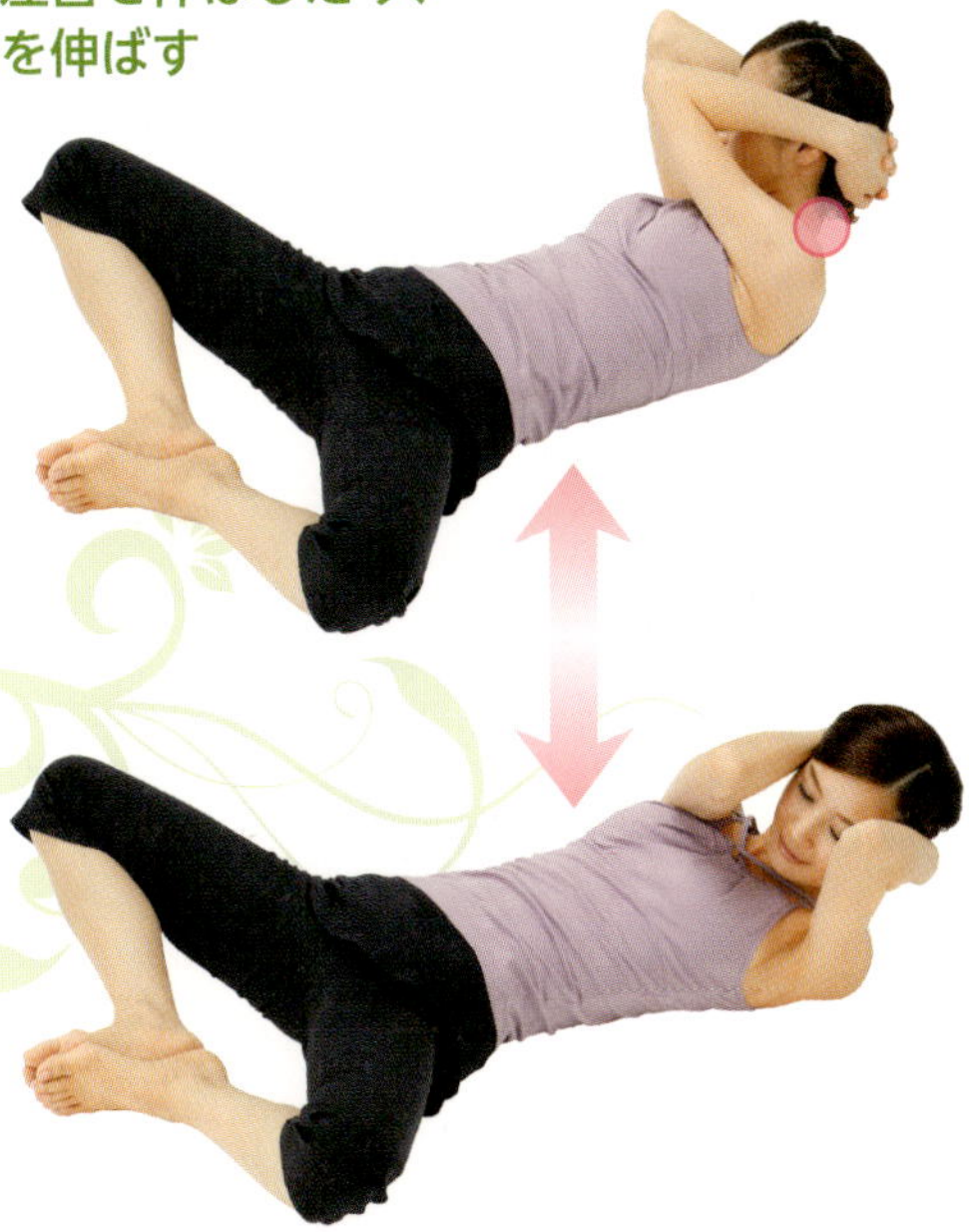

3 足首のほうに向かって太もものつけ根を両手で押し下げ、ひざを上下に揺する

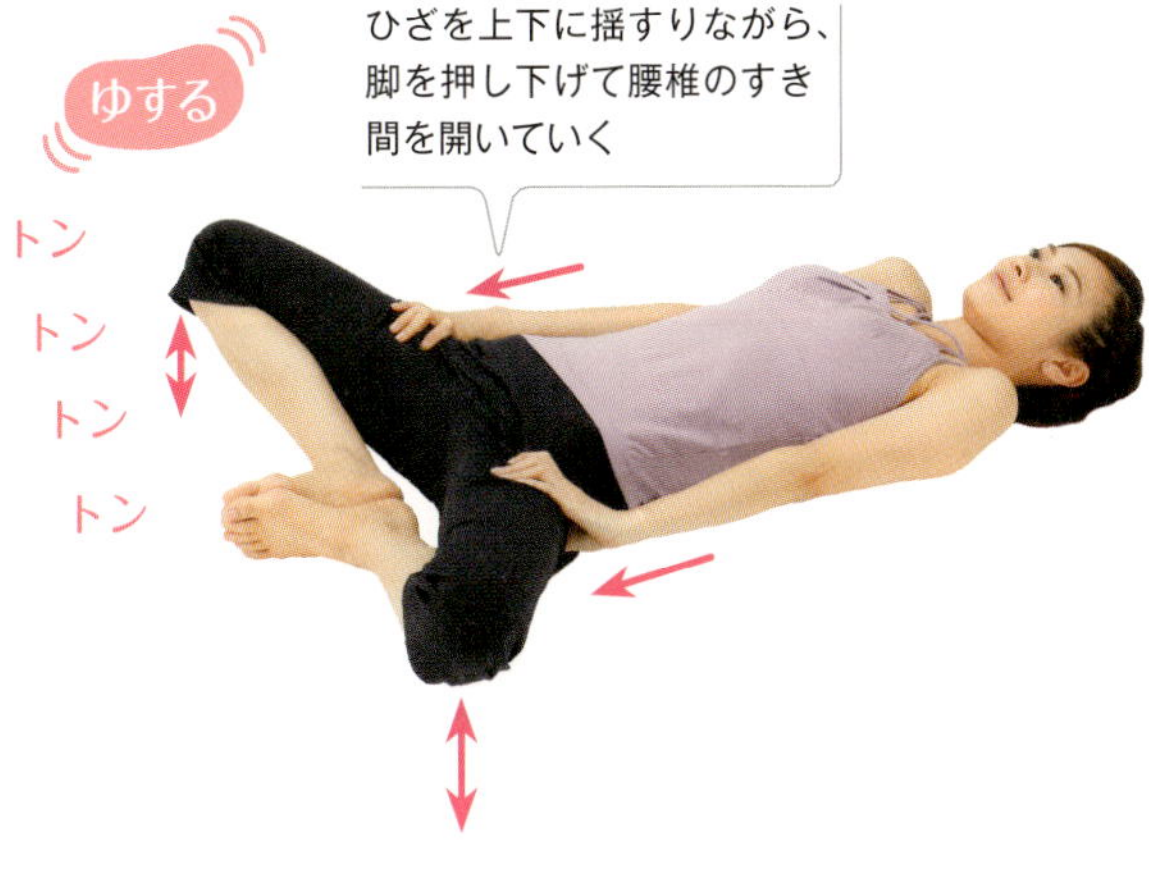
ゆする
ひざを上下に揺すりながら、脚を押し下げて腰椎のすき間を開いていく
トン
トン
トン
トン

DVD 11 10

腰のひねりほぐし

腰をねじることで、腰痛や座骨神経痛をラクにします。また、骨盤のゆがみも整えるので、さまざまな症状に効果があります。

1 あおむけのまま、かかとをお尻に近づけてひざを立てる

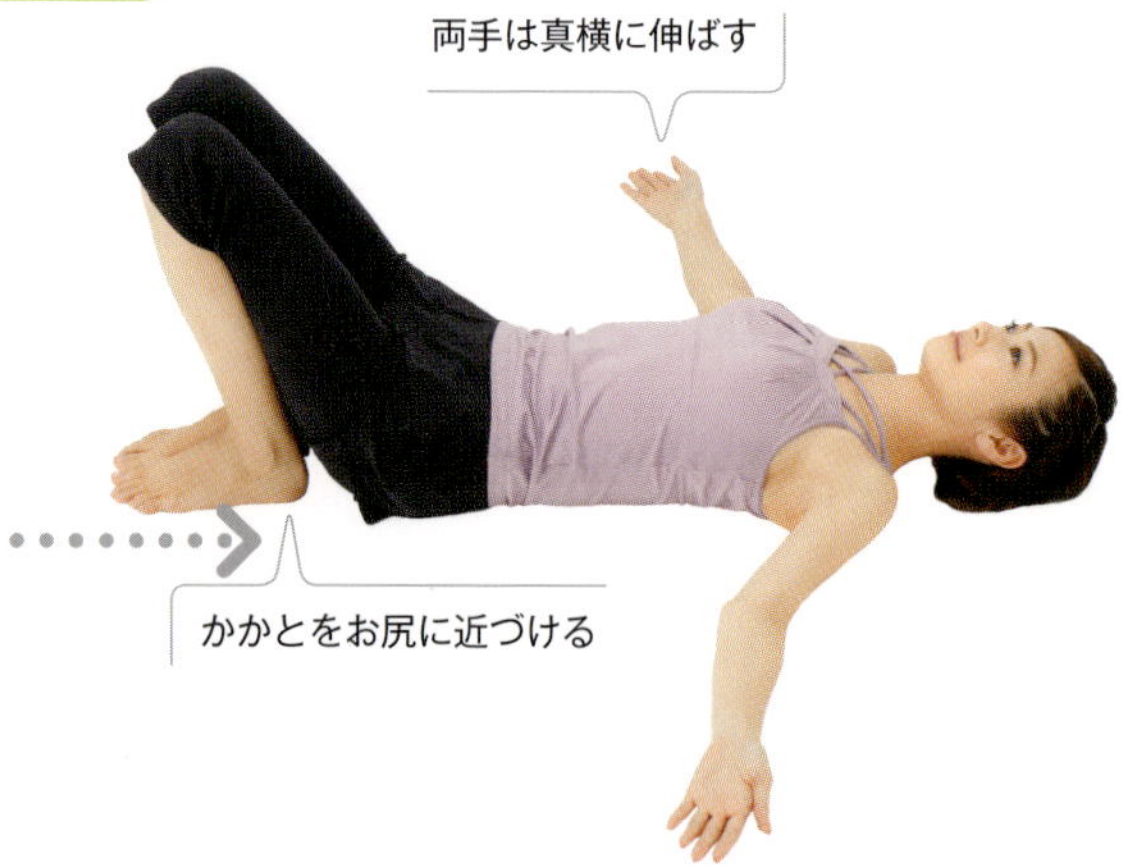

両手は真横に伸ばす
かかとをお尻に近づける

2 両ひざをゆっくり左へ倒し、自然に止まるところで止めて、ひざを揺する

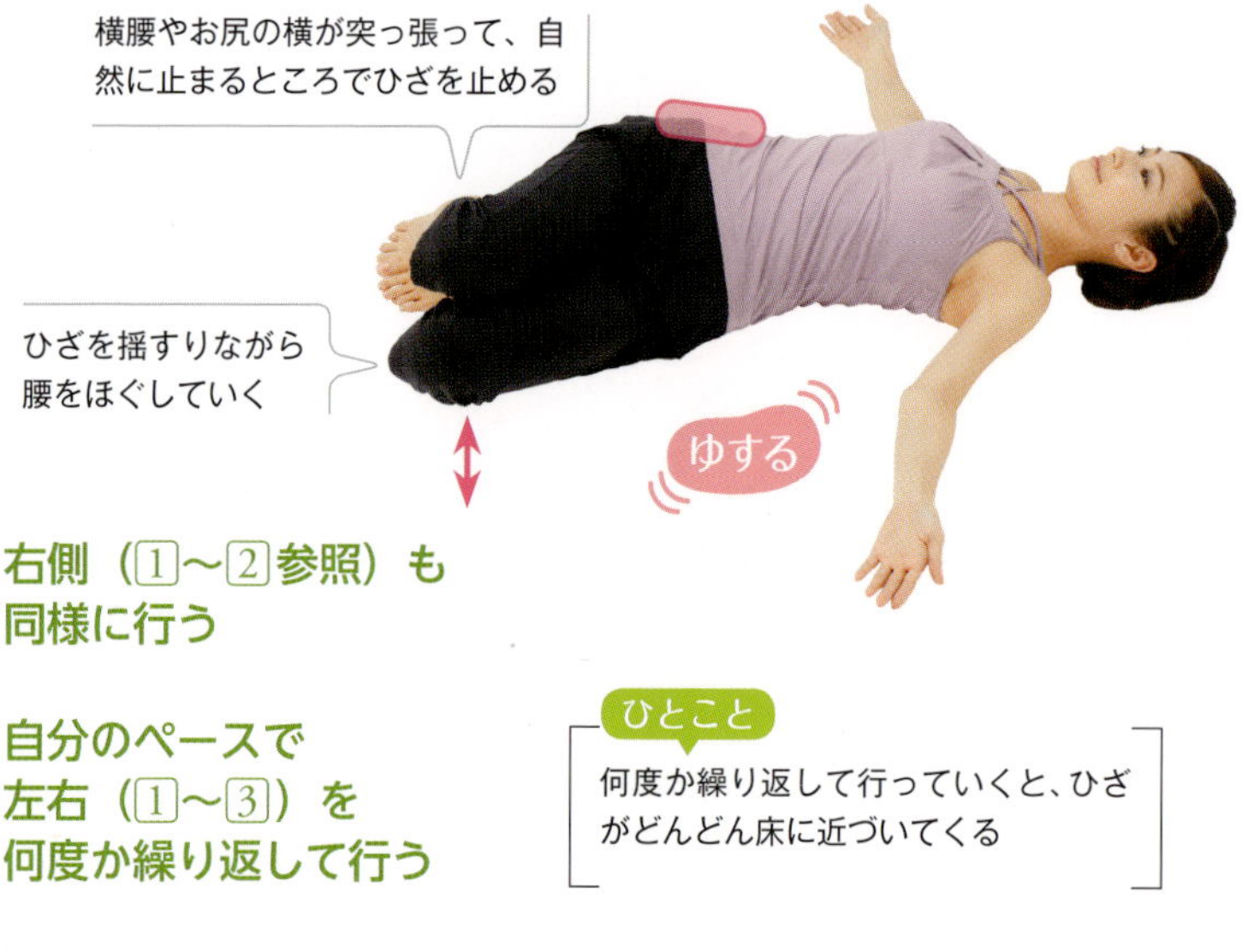

横腰やお尻の横が突っ張って、自然に止まるところでひざを止める
ひざを揺すりながら腰をほぐしていく
ゆする

3 右側（1～2参照）も同様に行う

4 自分のペースで左右（1～3）を何度か繰り返して行う

ひとこと

何度か繰り返して行っていくと、ひざがどんどん床に近づいてくる

5 両ひざを持ち、胸に引き寄せたり、離したりする

ひざを揺らしながら
腰をほぐす

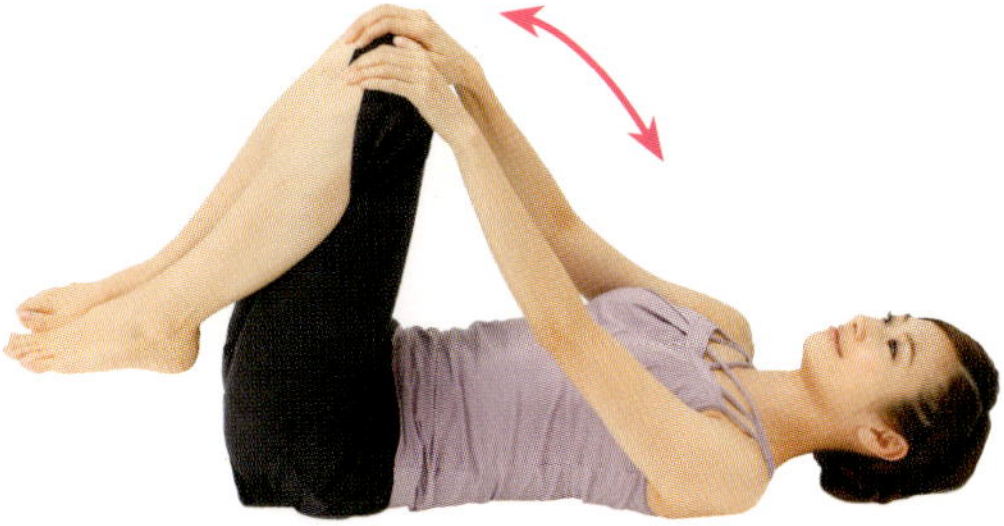

6 最後に〝大の字〟になって休憩する

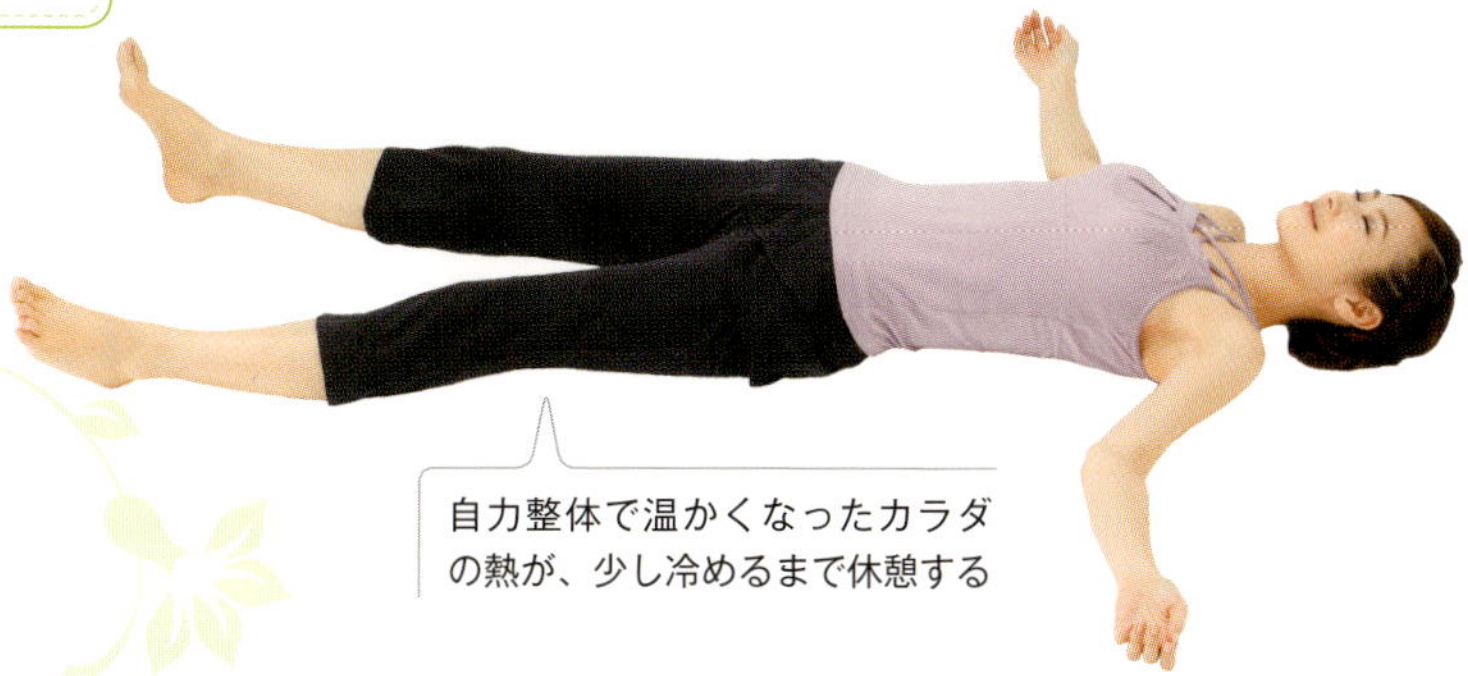

自力整体で温かくなったカラダの熱が、少し冷めるまで休憩する

ひとこと

休憩している間は、血液の巡環がよくなり、カラダ中の詰まっていたこりを流しているので、しばらくの間、休憩しよう

知っておくと便利！

ちょっとプラス①

自力整体は自律神経も整える

自律神経ってどんなもの？

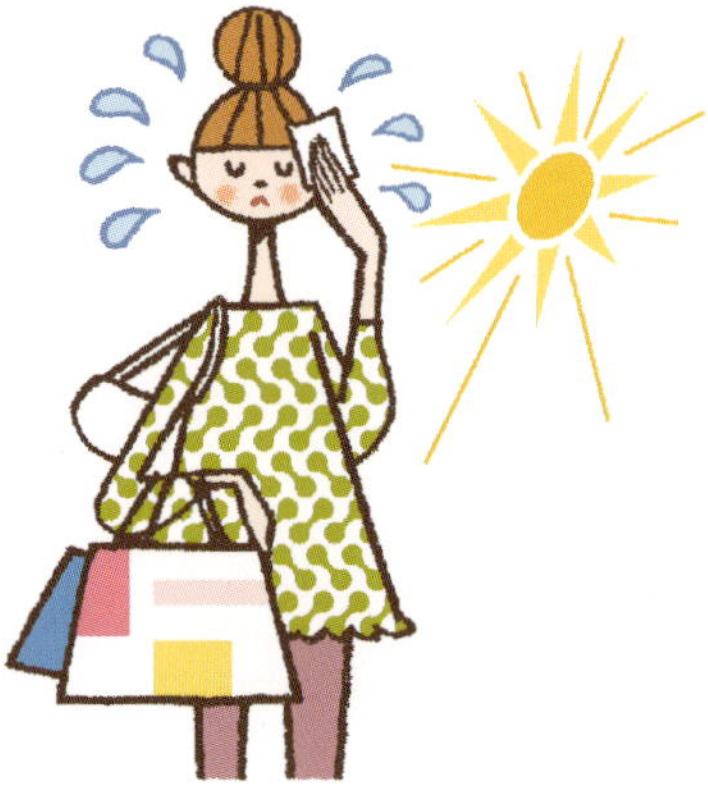

カラダは、意識しなくても、食べれば胃腸は働き、暑ければ汗をかきます。
この自分の意識とは関係なく、つねに正しく働くように命令している神経を〝自律神経〟といいますが、この自律神経がキチンと働いていないと、カラダが不調に。便秘になったり、急に心臓がドキドキしたり、夜眠れなかったりすることがそうです。
自律神経にしっかりと働いてもらうことが、カラダには大切なのです。

交感神経と副交感神経の2つがあります

自律神経には、〝交感神経〟と〝副交感神経〟があります。

交感神経は、活動の神経です。カラダを活発に動かすときや集中力を高めるときなどによく働き、また体温を上げる働きもあります。

副交感神経は、休息の神経です。寝ているときやカラダを休めているときなどによく働き、不調を治す自然治癒力を活発にします。

この２つは、どちらかが活発になると、どちらかが沈静します。

交感神経

・カラダを活動的にする
・集中力を高める
・体温を上げる

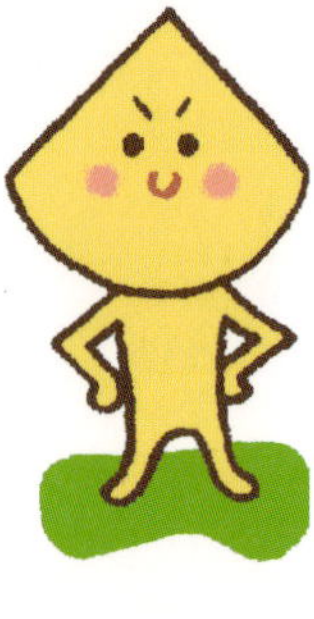

副交感神経

・リラックス状態になる
・ぐっすりと眠れる
・自然治癒力を高める

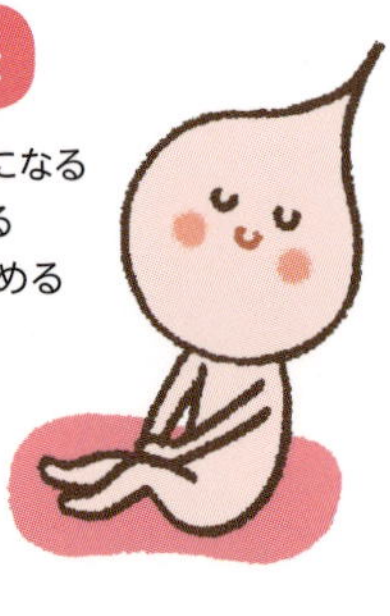

日中は交感神経、夜は副交感神経の時間

交感神経と副交感神経は、それぞれ活発に働く時間帯があります。

太陽が出ている日中は、活動の神経である交感神経が活発になり、太陽が沈んでいる時間帯は、休息の神経である副交感神経が活発になります。

このリズムに沿って行動することが、自律神経を整えることに。日中によく活動し、夜はしっかりと休息することです。

たとえば、日中によく動くと、夜はぐっすりと眠れるようになりますが、これは自律神経にとって、とてもいいリズムです。

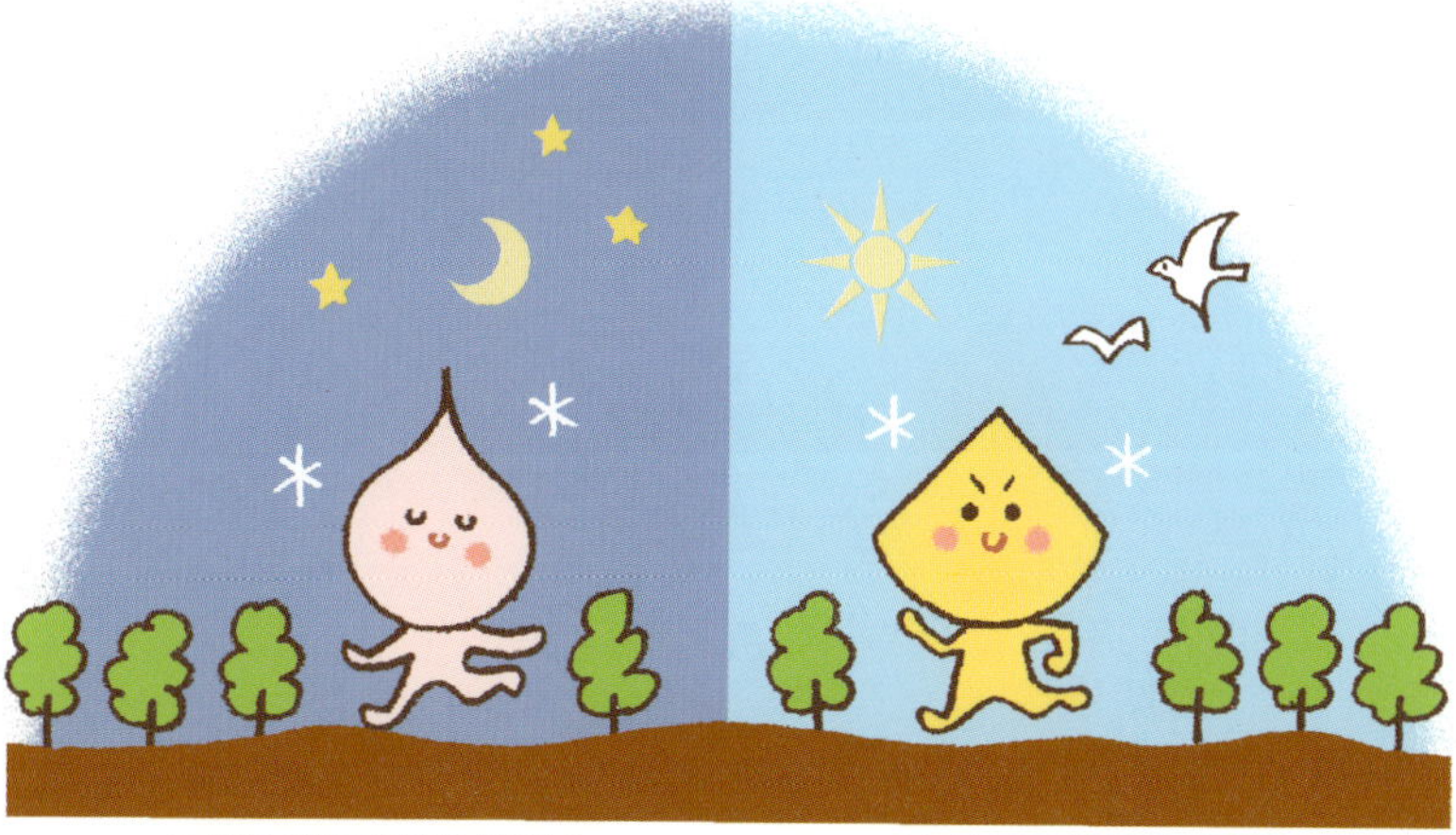

夜間は副交感神経が活躍　　日中は交感神経が活躍

自力整体は副交感神経を活発にする

自力整体は、自律神経も整えます。とくに、副交感神経を活発にしますから、自力整体を行うと、とても眠たくなります。

ですから、オススメは、自力整体を夕方に行うこと。夜ぐっすりと眠れるようになり、さらに副交感神経が活躍して、自然治癒力が高まります。

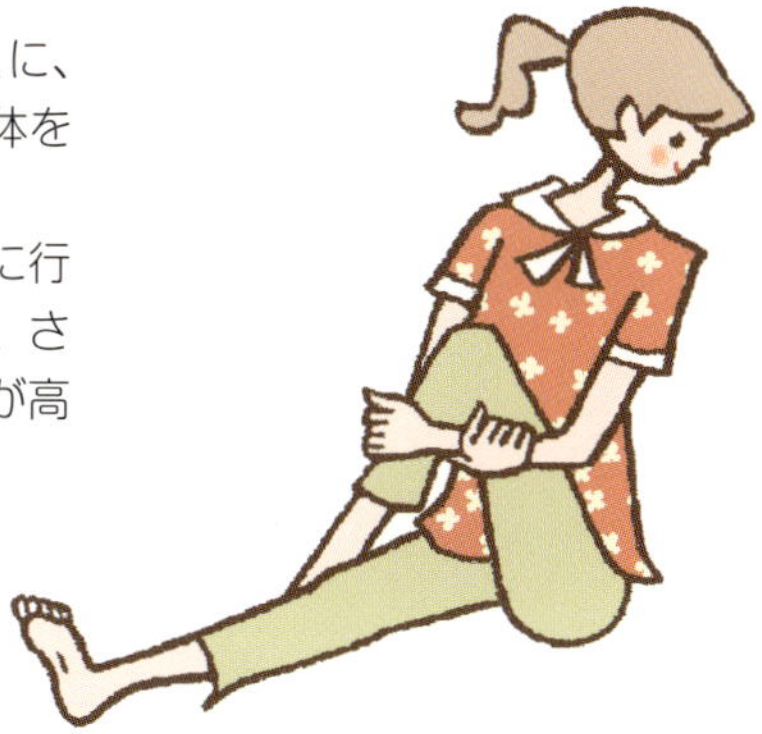

知っておくと便利！

ちょっとプラス②

自力整体はストレスにも効く

東洋医学の考えるココロとカラダ

東洋医学では、ココロとカラダは密接につながっていると考えられています。ですから、イライラしたり、不安感が募ったり、ヤル気が出ないときは経絡やツボを刺激したりします。

カラダをケアして、ココロを整えるという考え方です。

反対に、ココロを穏やかにすることで、病が治るともされています。

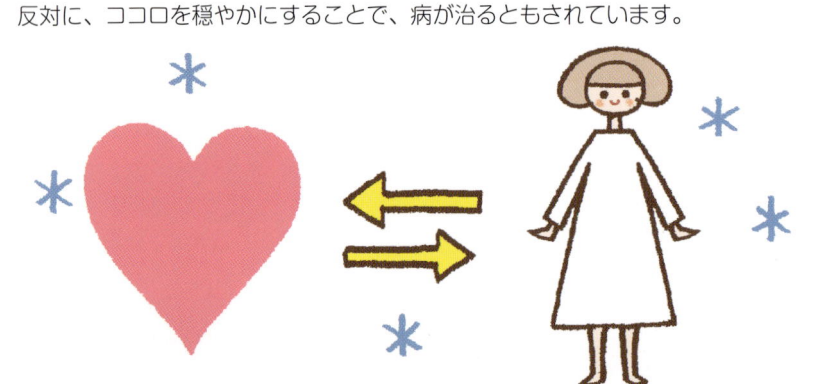

カラダとココロは密接につながっている

自力整体は、ストレスにも効く

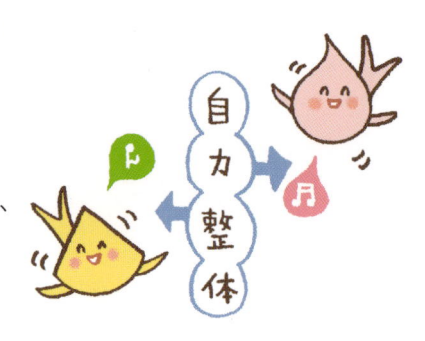

先ほど紹介した自律神経は、感情と密接な関係にあります。
たとえば、イライラなどのストレスを感じているときは、交感神経が働き過ぎています。
また、クヨクヨしてしまうような場合は、副交感神経が働き過ぎているときです。
自力整体は、自律神経も整えますので、このような自律神経の狂いにも効果があります。

ストレスに効く自力整体

ストレスととてもかかわりの深い経絡（➔14ページ）に「心包経」があります。心包経は手の中指からわきの下を通り、胸につながっています。
右上の自力整体は心包経もほぐすため、ストレス解消にも効果があります。

また、脳の血液が、カラダまで下りてこないと、リラックスできません。そのとき通るのが〝首〟です。首をほぐせば脳の血液がスムーズにカラダと行き来して、リラックスできるので、ストレスが解消されます。
下の自力整体は、首をほぐすため、ストレス解消にも効果があります。

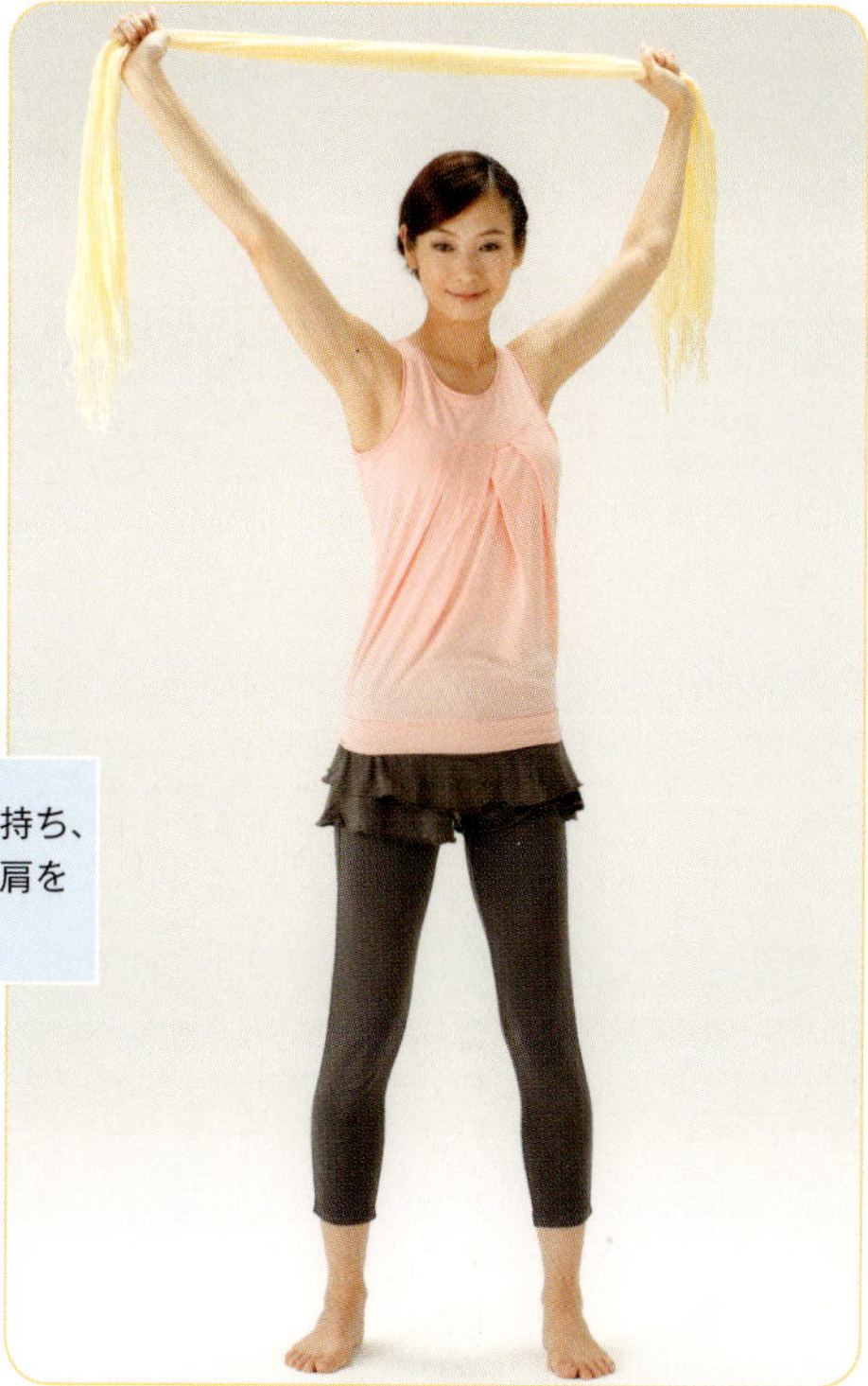

TRY!

長めのタオルを両手で持ち、わきを伸ばすように、肩を前後に動かす

TRY!

両手を首の後ろで組み、首を伸ばし、つづいて首を右に引っ張ったり、左に引っ張ったりする

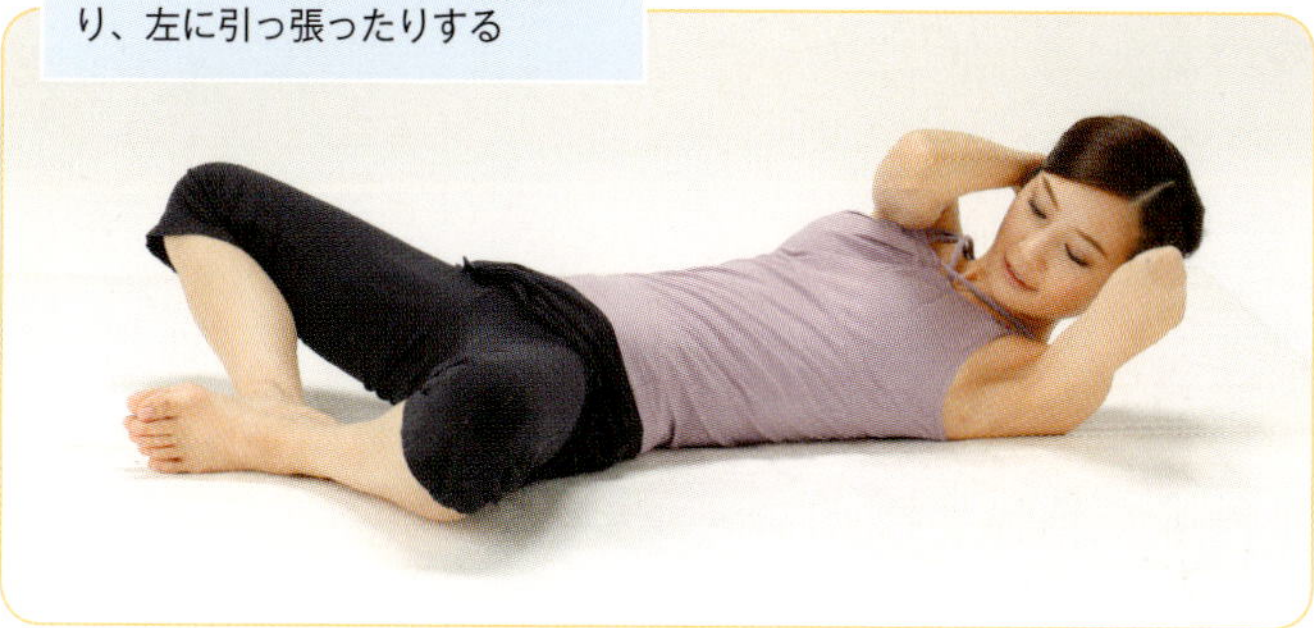

知っておくと便利！

ちょっとプラス③

効果をアップさせる〝整食法〟

食べ方もカラダに関係が深いのです

カラダが不調になるのは、筋肉を酷使したり、姿勢が悪かったりといった、カラダの使い方だけではありません。

原因は〝食べ方〟にもあります。暴飲暴食が不調につながることは、誰もが身にしみていることでしょう。食べ方が、カラダに悪い影響を与えることがあるのです。

自力整体がオススメする食べ方に〝整食法〟というものがありますが、これは一般的に〝カラダにいい〟といわれている食事法とは異なります。でも、自力整体をしている多くの人々が実践して効果を上げたモノです。

ですから、自力整体の効果を、さらにアップさせ、健康でキレイなカラダに戻るには、自力整体と一緒に整食法をすることがオススメです。

自力整体の効果を上げる〝整食法〟

整食法の代表的なモノは、以下の３つです。

① 朝食を抜く	② 夜遅くに食べない	③ おかずとご飯を別々に食べる

①朝食を抜く

食べ物を消化するときには、胃腸に負担がかかりますから、朝食を抜くことで、胃腸の休息時間を長くしようとするモノです。

とくに、胃腸の調子が悪い人や、経絡（➜14ページ）の胃経や小腸経などが通っている部分にこりや痛みがある人には、朝食抜きがオススメです。

朝食を抜いても、じょじょにカラダが慣れて、しっかりとお通じがありますから、老廃物が排泄されて、健康でキレイなカラダになることができます。

②夜遅くに食べない

夜寝ているときは、本来ならカラダの悪いところを修復する時間帯です。

でも、夜遅くに食べると、寝ているときも胃腸の消化に血液が使われるため、カラダを修復する作業がおろそかになります。

結果、こりや痛みがとれません。

また、食べ物が胃の中に残っている状態で眠ると、食べ物の重さから腰の筋肉に負担がかかるため、腰痛の原因にもなります。

夜の遅い時間は、食べないか消化のいいモノを食べて、眠る前までに消化が終わっているようにしましょう。

③おかずとご飯を別々に食べる

炭水化物やタンパク質、脂肪などは、消化するときの消化液が違います。

そのため、これらを一緒に食べると、消化に時間がかかります。炭水化物を消化している間は、タンパク質は自分の番を待っているという感じです。

ですから、整食法では、別々に食べることをオススメしています。たとえば、昼食は炭水化物中心、夕食はタンパク質中心のような食べ方をしましょう。

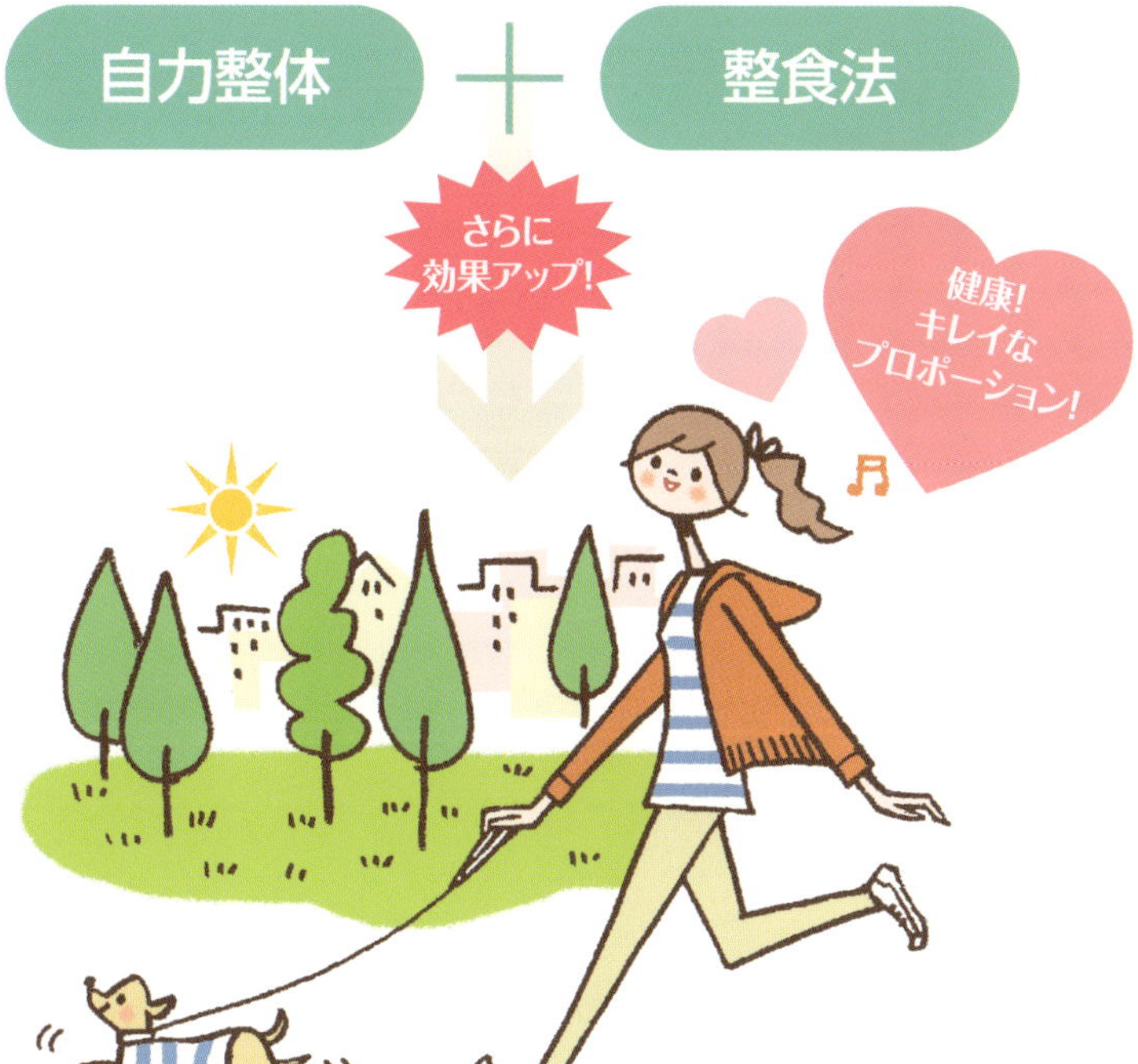
自力整体
整食法
さらに
効果アップ!
健康!
キレイな
プロポーション!

矢上予防医学研究所の案内

矢上予防医学研究所は遠隔地の方のために、健康学習プログラムを通信教育にて提供しています。

内容は、2カ月に一度(年6回)の『自力整体　予防医学通信』の発行と、自力整体、介護予防勉強会、ナビゲーター養成などの各種研修の案内を行っています。

通信教育をご希望の方は、「自力整体通信会員希望、お名前、ご住所、お電話番号」をお書きのうえ、「FAX 番号　0798-23-2301（協栄ビデオ宛）」へ FAX してください。折り返し通信最新号を送付いたします。そのときに振込用紙を同封しますので郵便局からお振り込みください。年会費は 3000 円となっています。

FAX

自力整体通信会員希望

●お名前

●ご住所

●お電話番号

FAX 0798-23-2301

矢上予防医学研究所　提携先

自力整体ビデオライブラリィー　協栄ビデオ（兵庫県）

☎0798-23-3653

カリキュラムが変わる春の 4 月と秋の 10 月に、通信会員のために矢上裕の教室の授業を映像に収録し、希望者に提供しています。妊婦のための安産自力整体などもあります。

自力整体 ナビゲーター紹介

※下記の自力整体ナビゲーターは、著者・矢上裕から定期的に自力整体を学び、それを伝えている信頼できるナビゲーターです。

※病気や症状の相談は受けていません。教室に関しての問い合わせのみお願いいたします。

※教室所在地は教室名ではなく所在地域を表記したものです。詳細につきましては直接お問い合わせください。

※このリストは【2015年7月現在】のものです。

リアルタイムの自力整体ナビゲーターリストや、それぞれのナビゲーターの詳しい紹介は、**自力整体のホームページ（http://jirikiseitai.jp/）**の「自力整体ナビゲーター紹介」をご覧ください。

	教室所在地	氏　名	電話番号
北海道	札幌市西区琴似3条、西区2条	杉村玲子	011-611-1877
	北見市高栄西町	鈴木紀稟香	0157-25-3382
	札幌市、石狩市、苫小牧市	岡田祥子	080-4407-7192
青森県	つがる市木造	須藤涼子	080-3193-4463
	青森市古川	寺嶋暢子	017-763-5576
岩手県	花巻市、北上市、盛岡市	早渡京子	090-4042-1282
	盛岡市向中野字才川	田辺雅人	090-5848-7041
	大船渡市盛町	今野昌恵	090-7077-2485
	盛岡市高松	金子純子	090-8491-8391
秋田県	大潟	芹田妙子	0185-45-2356
山形県	東置賜郡高畠町	井島享子	090-9383-7966
宮城県	仙台市、刈田郡蔵王町、柴田郡大河原町	清野友子	090-3121-8281
群馬県	太田市、邑楽郡大泉町	石丸陽子	090-7421-0941
	太田市大原町	上野芳弘	0277-20-4788
	前橋市　高崎市、高崎市榛名町、渋川	関崎典子	090-9842-1138
栃木県	佐野市、足利市 小山市	石丸陽子	090-7421-0941
	宇都宮市駒生町、若草、簗瀬町、元今泉	宮澤智恵（旧姓 岩村）	090-1665-9080
	宇都宮市鶴田町、不動前	片山純子	028-647-0755
	足利市　家富町	川原圭一郎・幸江	0284-41-6225
	日光市文挾町	鈴木克代	0288-27-1889
	日光市板橋	船生貞夫・安子	0288-27-1438
	那須烏山市　烏山、南那須	津崎奈留美	0287-82-7005
	宇都宮市大谷町、宮園町、鹿沼市口粟野、まちなかプラザ	岡　幸子	090-8727-2665
	宇都宮市大谷町、宮園町、鹿沼市口粟野、まちなかプラザ	鈴木康子	090-8803-5539
	日光市平ケ崎	大久保　久	0288-22-5359
	塩谷郡塩谷町、矢板市、那須塩原市	金沢享彦	090-4393-4527
	宇都宮市鶴田町	片山正一	028-647-0755
	下都賀郡壬生町幸町、栃木県下野市医大前	後藤節子	0282-86-3368
茨城県	土浦市、つくば市、稲敷郡阿見町、谷田部	阿部京子	029-824-3820
	常総市、つくば市、つくばみらい市、下妻市、筑西市	石川美智子	090-5432-4212
	かすみがうら市稲吉	尾野宏子	0299-59-6084
	土浦市亀城、天川、牛久市、守谷市、取手市、日立市	風間陽子	090-3502-6692
	つくば市、茎崎、龍ヶ崎市	田川こづえ	080-1011-3720
	土浦市大畑、神立中央	浪岡浩子	029-832-2159
	かすみがうら市、土浦市、石岡市	間山泰子	090-6181-0525
	稲敷郡阿見町	岩間久江	029-888-3028
	つくば市妻木	細田純子	090-2656-6318
	土浦市永国	中村博美	090-1659-5716

	教室所在地	氏　名	電話番号
埼玉県	さいたま市浦和区北浦和	甲斐弘香	080-1907-9066
	川口市	片山純子	028-647-0755
	川越市（川越、霞ヶ関）坂戸市（北坂戸） さいたま市（南浦和）越谷市（南越谷）	小林淑江	049-233-4839
	さいたま市緑区おぶさと、桜区大久保、西区指扇、蓮田市関山	酒本博子	048-873-7543
	熊谷市本石 2-261　水島ダンススタジオ	関真由美	090-8810-3582
	浦和駅前　原山3丁目	竹田真知枝（machie）	090-9317-9653
	蓮田市江ヶ崎、北足立郡伊奈町、蓮田市下蓮田	工藤ひとみ	090-2533-1993
	さいたま市岩槻区本町	久保田義一	080-5871-5509
	本庄市　神川町	坂田有加	090-5539-2580
	新座市片山	稲村千佳子	090-6510-2821
	所沢市花園、小手指、中野区野方	竹内暁子	04-2921-8068
	上尾市、桶川市、さいたま市大宮区、北足立郡伊奈町、 鴻巣市、さいたま市緑区、羽生市	佐藤　隆	090-4050-1958
千葉県	市川市南行徳教室、船橋市夏美教室、	鈴木裕子	090-1452-8233
	千葉市美浜区磯辺、中央区千葉港	田中千代	090-4170-3331
	睦沢町中央公民館、長南町中央公民館、茂原市中央公民館	真栄城克子	0475-43-0575 090-6500-2672
	千葉市、市原市門前	真栄城啓吾	0436-92-5851
	千葉市　稲毛区小仲台、中央区千葉港	松浦　薫	043-256-8759
	東金市東上宿	西條眞菜美	090-4704-8797
	柏市、松戸市	川原　勝	04-7108-6456
	船橋市	小田一美	090-8515-0313
	千葉市蘇我宮崎、蘇我白旗	高梨イマ子	090-4936-3500
	佐倉市	秋田美智子	090-5764-1787
	山武郡九十九里町片貝	戸村幸子	070-5087-6369
	千葉市緑区、若葉区、中央区、茂原市	鈴木照子	090-6489-9111
	フレスポ稲毛	田川こづえ	080-1011-3720
東京都	府中市住吉町	岡田由貴子	042-364-6069
	武蔵野市吉祥寺	神谷芳美	090-8514-6048
	練馬区大泉学園、台東区、葛飾区金町	斎藤伸子	080-3488-8770
	八王子市横川町、南大沢、川口町、大和田町	佐野和美	050-5583-7090
	目黒区学芸大学、自由が丘	重本ちなみ	090-4672-6302
	立川市幸町、立川駅前	関口素男	042-536-1273
	新宿区飯田橋、西早稲田、豊島区要町、港区青山、板橋区上板橋	増田愈佳	090-3067-3376
	渋谷区、表参道	山田加奈子	090-9369-4014
	町田市　つくし野	村上郁子	046-293-7320
	西東京市　田無南町	高橋三枝子	080-5409-2734
	大塚、上野、大井町	竹田真知枝（machie）	090-9317-9653
	調布	吉田裕子	090-3312-9066
	世田谷区東玉川	狛　雅子	090-7427-7706
	練馬区、その他	桑田眞理	080-5060-8162
	葛飾区新小岩、亀有、金町	上田研、真紀	080-4631-3368
	大田区下丸子	太田豊子	03-5482-7740
	府中市白糸台	本田純子	090-9108-1834
	東大和市中央　奈良橋	野村春枝	042-564-4651
	港区三田・新橋 / 港区芝 安楽寺 / 大田区大森 成田山圓能寺	かみやまゆきえ（カレン）	090-2148-4833
	町田駅前	藤林ゆう子	080-5084-5899
	八王子市	柴山恵美子	090-8317-8745
	渋谷区広尾	楯　英子	090-2310-8067
	港区三田、大門	安藤恵子	090-3690-7146
	東大島、小岩、秋葉原	金玉靖子	090-2930-0823

	教室所在地	氏　名	電話番号
東京都（つづき）	足立区梅島、北千住、都内各所（出張）	佐藤みき	03-5888-6973
	東村山市、杉並区	妹加典子	080-4659-7870
	練馬区関町	小田一美	090-8515-0313
	新宿区、杉並区	武者雅子	080-5489-6226
	西東京市泉町	森崎文子	080-5008-4367
	板橋区小茂根、豊島区池袋	佐々木えい子	090-2488-6170
	新宿区大久保、日野市百草園、中野区中野、品川、四谷、世田谷区用賀	関　曙慈	090-2935-4940
	江東区住吉、江東区西大島、江東区北砂	上野恭子	080-3603-5171
	小田急線、京王井の頭線「下北沢駅」他	古市　剛	090-6176-3863
	大田区西馬込、中央区	フクウラ キョウコ	090-5342-9016
	板橋区	坂巻裕美	090-6495-5002
神奈川県	相模原市中央区並木、南区相模大野　北里大学東病院	荒川百合子	090-4205-3424
	川崎市、新百合ヶ丘	山田加奈子	090-9369-4014
	相模原市橋本	鈴木ひろみ	090-1739-5222
	相模原市中央区富士見	高橋美智子	042-773-4022
	逗子市小坪	高野容子	046-871-6713
	鎌倉市大町　小町	仲澤美佐緒	0467-24-8425
	横浜市あざみ野、大和市つきみ野	藤林ゆう子	080-5084-5899
	横浜市藤が丘	村上郁子	046-293-7320
	横浜市大口、藤沢市本鵠沼、茅ヶ崎駅前、横浜市日吉、東戸塚、伊勢原市、川崎市武蔵中原	船津仁美	090-5799-4080
	横浜市旭区今宿東	狛　雅子	090-7427-7706
	横浜市港北区菊名、篠原東、日吉、神奈川区白楽、鶴見区馬場	土井聖子	080-5040-6150
	横浜市磯子区洋光台、港南区港南台、戸塚区舞岡、藤沢市湘南台	久保田晴己	080-5468-7058
	相模原市富士見	藤田裕子	080-5518-5354
	大和市上和田、相模原市緑区	二木光代	090-3545-1115
	JR 横浜線、京浜東北線「東神奈川」	竹田真知枝（machie）	090-9317-9653
	横浜市港北区妙蓮寺、師岡	横川ひろみ	045-546-1635
	横浜市若葉台	大熊洋子	045-921-6264
	川崎市幸区、中原区	和田紀子	090-8055-4747
	横浜市鶴見、石川町	井田明子	090-4841-3474
	横浜市金沢区谷津、大岡町、能見台、戸塚区柏尾	酒井尚美	090-7722-1704
	秦野市南が丘	池田文子	090-5541-8648
	相模原市中央区淵野辺、鶴川	大久保由利子	042-756-7580
	横浜市青葉区	沖田恵美	090-9646-7284
	伊勢原市桜台、厚木市	串田聖樹	090-5409-9333 0463-68-4793
	三浦郡葉山町	根岸曜子	090-9693-3621
	横須賀市野比	藤堂織慧	046-848-1010
山梨県	甲府市飯田、中央市	森澤芳香	055-224-6774
静岡県	伊豆市天城、柿木、駿東郡長泉町、函南町肥田	菊地美佐子	0558-87-1191
	静岡市清水区、葵区	斎藤伸子	080-3488-8770
	浜松市雄踏町、成子町	寺村きよ美	053-482-0204
	森町	永松　勉	0538-85-4284
	駿東郡清水町	高澤あつこ	090-5607-6522
	浜松市三新町	鈴木光子	090-5112-9952
	静岡市葵区、神戸市　西区学園都市	海野る美	078-997-0067
	浜松市中区船越町	寺村美紗代	053-482-0204
	静岡市葵区	畑山響子	080-4681-7442
長野県	飯田市	池田啓子	0265-24-0777
	安曇野市	高橋喜代	090-4442-3634

	教室所在地	氏　名	電話番号
新潟県	十日町市丸山町	荒木公一	090-8594-9522
富山県	黒部市犬山　堀切	稲田清美	0765-52-1933
	小矢部市後谷、五郎丸、埴生八表、高岡市下伏間江	藤本雅明	0766-68-0563
	富山市婦中町	水戸しのぶ	090-3760-8334
	南砺市井波町	荒木公一	090-8594-9522
	富山市町村、富山市田中町、富山市今泉西部町、射水市中太閤山	式庄智実	080-4254-8555
	富山市上二杉	有路由美子	090-3764-6023
石川県	金沢市武蔵町、南町、三社町、河北郡津幡町	杉田陽子	090-3885-8713
	金沢市香林坊、志賀町	藤本雅明	0766-68-0563
	七尾市本府中町	井上弘子	090-1639-2881
	七尾市	水戸しのぶ	090-3760-8334
	金沢市、小松市、能美市	田中朱子	090-7745-2619
福井県	越前市家久町、白崎町、丹生郡越前町	吉川智子	090-1315-7741
	三方上中郡	榎本みどり	090-7599-2554
	福井市真栗町	荒木公一	090-8594-9522
	敦賀市三島町	水野水母	090-9299-8874
岐阜県	羽島市（正木町、下中町）、大垣市、養老町	虫賀正男	058-392-1971
	可児市、多治見市	神ノ川惟香子	090-9911-6056
	岐阜市八代、岐阜市野一色、岐阜市栗野東	林　幸	090-8457-8855
	飛騨市神岡町　飛騨市古川町　高山市上宝町	沖野久子	0578-82-2196
	瑞浪市寺河戸町、ときわ、多治見市、恵那市	土屋友喜美	090-2263-4093
	岐阜市市橋	清水圭子	090-7671-4347
	高山市桐生町、丹生川町、清見町	船渡玲子	0577-34-8711 090-5101-7839
	多治見市生田町、笠原町	水野勝文	090-6432-9675
	中津川市坂下町、長野県南木曽町、大桑村	遠藤あゆみ	080-6925-2765
	中津川市	大浦眞幸	090-9338-1107
	高山市総和町、高山市国府町	和田厚子	090-8679-8765
	飛騨市神岡町	井伊由香	080-2349-1188
	岐阜市鏡島南	海老沼由美子	090-7314-3748
愛知県	丸の内、栄、東別院、八事、市役所、 その他の名古屋市内と岐阜駅前	土田晶子	090-1861-6822
	豊川市小坂井町才の木	橋本千春	0533-78-3748
	豊田市猿投、梅坪、小原	畑　裕子	0565-80-2038
	岡崎市藤川荒古	吉平美也子	090-2927-2475
	名古屋市南区道徳、名古屋市中区金山	渡辺カリン	052-691-5502
	名古屋駅前、小牧、豊田　岐阜県可児、稲沢	神ノ川惟香子	090-9911-6056
	幡豆郡吉良町、碧南市、西尾市西ノ町、鶴城、安城市二本木町	藤井桂子	090-5458-8294
	東海市　高横須賀町	北岡真朱美	0562-36-0680
	金山駅南口、名古屋市中川区尾頭橋、南区道徳	大矢モリ恵	090-1746-6721
	豊橋市中岩田	生田尚子	0532-66-2558 090-9783-1688
	豊田市市加納町、名古屋市中村区藤江町	螺澤智子	090-3559-0305
	名古屋市名東区、天白区、千種区、岐阜県恵那市中野方	古嵜美由紀	080-3282-4813
	稲沢市国府宮、名古屋市天白区、名古屋市西区	渡邉叔恵	090-9892-2189
	江南市	渡邉百合子	090-8548-8519
	知多郡美浜町、半田市、知多市	古宇田陽子	080-5135-9711
	江南市	滝　いずみ	080-3632-2397
	豊川市	橋本由江	0533-78-3748
	刈谷市駅南口	深谷桂子	090-3456-1304
	蒲郡市蒲郡町	山本千恵	090-9355-4721

	教室所在地	氏　名	電話番号
三重県	桑名市新西方、希望が丘	加藤眞千世	0594-24-3294
	伊勢市船江、常照寺、修養団	杉山華乃美	0596-22-3226
	津市　高茶屋、広明、一志　名張市	吉田富子（白燕）	090-5856-3521
	松坂市殿町	佐藤まき子	090-4274-5585
	名張市八幡字奥入野	吉田正之	0595-65-5545 090-7043-9476
	度会郡度会町	中西　守	0596-62-2081
	度会郡度会町	中西紀代子	0596-62-1321
和歌山県	和歌山市	松下とき恵	073-477-2987
	伊都郡かつらぎ町	池田美千恵	090-7556-4051
京都府	京都市下京区、北区	安達瑞宮	070-5657-8558
	京都市上京区、木津川市加茂、城陽市寺田	伊藤由紀子	0774-55-1282
	京都駅前、太秦、宇治三室戸、京都メルパルク、大阪中崎町	久保田素子	075-561-7099 090-4294-3690
	京都市丹波口、西京区桂、上京区堀川	中西睦子	075-333-1297
	長岡天神	福井千景	090-3658-1655
	上京区・京龍館　南区	村上るり子	090-1918-6363
	宇治市大久保町平盛	岩本知子	090-4902-2193
	京都駅前、六地蔵、山科小野	中里恭子	090-5669-7494
	南区上鳥羽	鵜飼麻由美	090-4466-1184
	宇治市木幡須留、	田原由美子	090-9718-2548
	城陽市寺田、富野荘	中村由紀子	0774-52-6458 090-8379-8862
	京都市中京区	川上優子	090-8144-0412
	高の原イオンモール	稲村小夜子	0743-87-9809
	京都市今出川	つが ともみ	080-6113-1041
	大山崎町	小久江理紗	090-9999-9315
	木津川市相楽台高の原イオンモール	稲村小夜子	0743-87-9809
	京都市下京区	前田育代	080-4649-0194
	綾部市	羽生碕ひろみ	090-6205-3199
滋賀県	犬上、豊郷	平尾沙恵	0749-48-1474 090-4288-5586
	彦根市開出今町	阿部美智子	0749-23-0007
	蒲生郡、東近江市	澤　綾子	090-3715-8699
	東近江市建部町、市原野町、建部上中町	野田都喜子	090-7487-5396 0748-27-1255
	イオンモール草津、大津京	岩本知子	090-4902-2193
大阪府	岸和田市春木　池田市室町	秋田華飛山	0798-64-8717
	豊中市東豊中町、東泉丘町	秋山あゆみ	06-6843-2303
	大阪市生野区今里、北区中崎 高槻市	池永恭子	0797-71-9228
	貝塚、高石市羽衣	井上由美子	072-464-7401
	柏原市駅前	大野みさ子	090-4105-5596
	大阪市　玉造、中道、淡路	金　京子	090-8449-9180 06-6977-1455
	枚方市、寝屋川市	下野和子	072-898-2252
	堺市新金岡、大阪市淀川区（新北野・野中南）北区天六	辰野　幸	06-6390-4448 090-4642-3875
	吹田市　東淀川区豊里	福井千景	090-3658-1655
	大阪市北区中崎	別所りか	090-9281-9504
	交野市、茨木市庄栄、八尾市、住吉区	槇得義文・淳子	06-6951-5625
	豊中市服部南町、南桜塚、池田市石橋、豊能郡光風台	佐藤浅子	072-738-1821
	高槻市	村上るり子	090-1918-6363

	教室所在地	氏　名	電話番号
大阪府（つづき）	東大阪市小阪、生駒郡平群町	吉田恵美子	06-6720-5001
	枚方市中央図書館前、枚方市楠葉	吉松紀子	090-6249-0487
	和泉市信太山、高石市富木	橋本恵子	072-271-4941 090-9980-3844
	大阪市旭区	兵野寿江	050-3699-0405
	吹田市阪急吹田駅前メイシアター	氷室美耶子	06-6385-3160
	大阪市北花田、住吉	坂本いよ子	06-6606-6388 090-1676-2927
	茨木市美穂が丘、箕面市小野原東	田原麻紀子	090-4648-0338
	大阪市城東区関目、中央区上町	鵜飼麻由美	090-4466-1184
	大阪市東成区	林田陽子	090-3862-2693
	城東区鴫野西	藤川尚子	090-7557-1704
	茨木市舟木町、吹田市泉町	髙橋狭穂子	072-638-1204
	東淀川区相川	井藤恵子	090-9610-6821
	此花区梅香	寺山ふさ子	090-7115-1215
	高槻市南芥川町、高槻市役所横、高槻市松坂屋内、 枚方市総合スポーツセンター	青木麻由子	090-1903-7342
	大阪市鶴見区	中村朋子	080-3783-5616
	泉南市	稲村小夜子	0743-87-9809
	阪南市緑ケ丘、桜ケ丘	古西秀子	090-5643-3165
	河内長野市千代田、三日市町	谷山えるむ	090-2019-4771
	大阪市東住吉区針中野、阿倍野区昭和町、 浪速区難波中なんばカルチャービル	柴谷厚子	080-3801-9150
	高槻市南平台、安満北の町	岡本ユウコ	090-8981-6449
	阪南市光陽台	小林サヨ子	090-3268-5367
	堺市深井水池町	土屋圭子	090-6609-4732
	大阪市西淀川区歌島	米家佐奈恵	090-1675-0497
	吹田市片山町	緒方幹代	080-5321-0767
	大阪市旭区	木谷升美	090-7367-0184
	吹田市佐竹台	吉田有希	090-6320-8146
	大阪市阿倍野区北畠	廣永俊之	090-1962-3401
	枚方市	小久江理紗	090-9999-9315
	和泉市いぶき野	松田さをり	080-5709-9523
	吹田山田、蛍池、豊中市老人福祉センタ	佐倉裕美	090-1154-4948
	大阪市福島区	仁田惠子	090-1957-0886
	御池台自治会館、桃山台自治会館	河合ちか子	090-9886-2878
兵庫県	西宮北口　甲子園	秋田崋飛山	0798-64-8717
	宝塚市宝塚南口	飯間正巳・郁容	0797-72-7388
	宝塚市武庫山、西宮市阪神甲子園、尼崎市猪名寺	池永恭子	0797-71-9228
	神戸市板宿、	稲本陽穂	090-1719-2768
	芦屋市前田町	いながきみき	090-2016-8207
	西宮市甲子園口、甲風園、大社町、高松町、仁川、 神戸市東灘区、神戸市須磨区	植中優子	090-1670-0871
	三田市	岡本早苗	079-565-0776
	神埼郡福崎　加西市北条	四宮美華	090-3276-1350
	神戸市長田区、兵庫区、尼崎市武庫之荘北、三木市	清水克易	090-8207-0491
	三田市フラワータウン、三輪神社、神戸市北区岡場、 鈴蘭台、宝塚市市役所前	高野謙二	078-984-3227
	西宮市下大市東町	武居ミツ子	080-6185-1947
	神戸学園都市駅前、	田中明美	090-4298-8897
	小野市、高砂市小松原、曽根町	内藤須美子	0794-62-7655
	姫路市西飾磨、神崎郡福崎町	松本智美	090-8125-8769

	教室所在地	氏　名	電話番号
兵庫県 （つづき）	神戸市東灘区住吉、西神中央、垂水区	宮野恭子	090-1713-0550
	神戸市垂水区舞子駅前、新長田駅南、名谷駅前、JR 六甲道前	森寺悦子	078-782-8677
	西宮市里中町	山西政子	080-5345-4762
	神戸市西新中央、伊川谷	若水順子	090-6053-7438
	神戸市垂水区小束山、西区竜が岡、明石市西明石	高見ますみ	078-862-8829
	姫路市広畑区、網干、新町、豊富	桑原国人	090-9543-6153
	西宮市上甲東園、甲武、西福町、宝塚市仁川	長谷川寛樹・玲子	0798-52-6383
	姫路市田寺、網干、広畑、延末	平尾青衣子	079-298-1034
	小野市王子町、加古郡稲美町	古川泰子	090-3922-3688
	神戸市西区西神南、明石市中崎	萬代静子	078-791-6704
	明石市大久保町たばね空間、松陰、朝霧、神戸市	横山知永子	090-8525-5221
	宝塚市中山寺、仁川、末広町	藤原淑子	0797-87-5519
	西宮市高松町、甲子園口、建石町、二見町、 尼崎市南塚口、芦屋市東芦屋町	柴谷厚子	080-3801-9150
	加古川市加古川町	豊田敏子	078-925-1886
	神戸市兵庫区湊川町、菊水町	神澤サイ子	080-3117-6660
	西宮市柏堂町	寺師和子	0798-74-2744
	神戸市灘区摩耶ケーブル下、阪急六甲駅南サラシャンティ	中村　泉	078-801-3347
	西宮市名塩南台、東山台、神戸市西神南	服部利恵	0797-62-3947
	西宮市北六甲台、宝塚市中山桜台、尼崎市菜切山町	松本夏奈	090-1228-6557
	加古川市加古川町、小野市新部町、小野市下来住町	池澤弘美	090-6205-9483
	JR尼崎、伊丹昆陽	ありとう清香	090-5647-9473
	神戸市西区学園西町	籾谷進一	078-793-7290
	尼崎市大庄西町、立花町	西谷みどり	090-9714-4492
	神戸市　西区学園都市、静岡市葵区	海野る美	078-997-0067
	明石市大久保町	中田美香	078-947-3277
	西宮市学文殿町	笹部康子	090-3623-0103
	西宮市	三俣敬子	090-5018-1780
	宝塚市中筋	金子史奈子	090-4285-7704
	神戸市垂水区西舞子	竹内道世	090-6176-4393
	神戸市須磨区大黒町	渡邊　泉	078-647-8554
	姫路市広畑、網干、英賀保、高岡	森川みどり	090-2068-2818
	高砂市荒井町	橋本絹江	080-6147-8099
	神戸市垂水区、灘区	笹谷陽子	090-4285-0630
	姫路手柄、白浜	大西由美子	080-1425-7772
	神戸市東灘区魚崎北町	西尾　泉	090-5017-9196
	小野市匠台	横谷由紀子	090-6058-4999
	加東市滝野、小野市	五十嵐美紀子	090-6327-4865
	三田市弥生ガ丘、武庫ガ丘	岩崎京子	080-5710-7238
	川西市けやき坂	大岡美知子	072-799-2745
	龍野市揖保町、姫路市網干区	石野昌子	090-1142-4785
	神戸市須磨区横尾	網野夏子	080-9608-0625
	神戸市北区星和台、長田区池田町	小寺英子	090-6052-4289
	姫路市網干区、広畑区	藤尾知恵	090-7480-8343
	尼崎市南塚口町、神戸市北区道場町	ほりぐち太寿・結衣	090-6203-7209
	たつの市	武内みちる	090-3626-4879
	西宮高松町	杉本慶子	090-3350-4133
	姫路市手柄、御立	栞原リエ	090-1246-5796
	加古川加古川町寺家町、加古川市神野町、加古川町中津	田中美津保	080-6146-7967
	姫路市書写	勝又千明	080-1445-6490
	伊丹市行基町	穐田裕子	090-5060-3729
	神戸市北区日の峰	羽生碕ひろみ	090-6205-3199

	教室所在地	氏　名	電話番号
奈良県	生駒郡	吉田恵美子	06-6720-5001
	JR 奈良駅前	本多幸代	090-8576-2708
	生駒市小瀬町	稲村小夜子	0743-87-9809
	生駒郡平群町	塩見位子	0745-45-4576
	大和郡山市高田町、橿原市葛本町	藤原尚子	090-8164-4696
	奈良市、新大宮　茨木市、堺市	多田泰之	080-5319-2877
	磯城郡川西町、奈良市杏町	安井洋子	090-5469-8755
	生駒市東松ヶ丘	大野みさ子	090-4105-5596
	奈良市古市町（藤原台）、大和郡山市筒井町	東谷ルリ子	090-1956-0235
岡山県	岡山市表町、当新田、一宮、高松、御津、赤磐市西山	山本安美	0867-24-1670 090-4145-8316
	英田郡西粟倉村	新田加奈枝	079-239-6854
	倉敷市笹沖	高見　緑	090-7543-3816
	岡山市（北区）撫川、絵図町、岡山市（東区）西大寺、神崎	宮安初紀	090-3170-6811
	岡山市北区	塩出光代	086-206-3938
	岡山市北区清心町	杉本圭子	090-6432-9674
	岡山市北区日近	中井豊林	086-897-2922
	岡山市北区	勝又千明	080-1445-6490
	笠岡市、井原市	後藤あゆみ	080-3872-8810
	岡山市東区、岡山市北区、備前市	西崎まなみ	090-9500-5462
広島県	広島市中区宝町、安佐北区亀崎、安佐南区東原	長宗裕美	090-5140-7923
	東広島市西条、広島市東区温品、福田、	豊柴博文	082-899-0715
	東広島市西条、広島市中区基町	豊柴尚美	082-899-0715
	福山市東川口町、西町	濱上恵美	090-7893-1686
	広島市西区井口	平田千恵子	082-277-3109 090-3630-3978
	呉海岸　広島青崎	岩下善二	0823-21-4323
	呉市宝町、駅前、安芸郡坂町	河原美佐	090-9411-8261
	福山市松永町、尾道市向島町、向東町	伊達久美	084-934-8355
	福山市東川口町、緑が丘、蔵王町	桑原琴路	084-921-6828
	広島市安佐南区東原・中筋、佐伯区吉見園、 中区吉島、東広島市志和町	前田佐和	082-876-3060
	広島市安芸区矢野南	黒岩裕美	090-3710-1457
	東広島市安佐北区、安佐南区	長江綾子	090-2292-8045
	呉市安浦町安登西	範岡しのぶ	090-8993-2123
	広島市安佐北区可部、山県郡安芸太田町	小野誉里子	090-2290-0912
	広島市中区光南	笹尾智子	070-5050-1003
	呉市阿賀南、呉市川尻東	中村悦子	0823-74-1837
	呉市西辰川２丁目、西辰川自治会館	村高千彩子	0823-24-2484
	福山市西町	宮村恵子	090-8998-7138
	三原市宮浦	今田静枝	090-7975-3826
	広島市安佐南区	近藤　彩	090-2865-9755
	福山市	後藤あゆみ	080-3872-8810
	広島市安佐北区	桑原真由	090-7895-7281
山口県	下関市（川棚、生野、長府、福江）、宇部市善和、 萩市南古萩町、周南市大神	武井利恵子	090-9134-9969
	宇部市西梶返	綿谷昌明	0836-51-9950 090-8248-5435
	下関市唐戸	松本公子	083-252-2540